AF509434

OPUSCULES
DE CHIRURGIE

SUR

L'UTILITÉ ET L'ABUS

DE LA COMPRESSION

ET

LES PROPRIÉTÉS

DE L'EAU FROIDE ET CHAUDE

DANS LA CURE

DES MALADIES CHIRURGICALES.

PAR M. LOMBARD,

Chirurgien-major en chef de l'hôpital royal & militaire de Strasbourg, Maître en Chirurgie de la ville de Dôle, ancien Chirurgien-major employé en cette qualité à l'armée des côtes, Membre de plusieurs Académies, &c. &c.

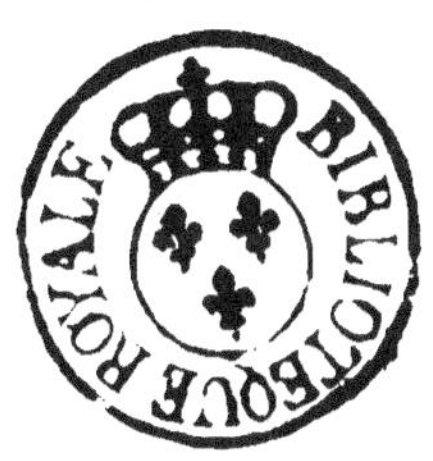

AVEC APPROBATION ET PRIVILÉGE.

A STRASBOURG, 1786.

CHEZ J. G. TREUTTEL, LIBRAIRE.

ET A PARIS CHEZ { DIDOT JEUNE.
{ BARROIS JEUNE.

On trouve chez les mêmes Libraires les deux ouvrages précédens de M. LOMBARD, savoir:

Differtation fur l'*importance* des évacuans dans la cure des plaies récentes. in-8°. 1782.

Differtation fur l'*utilité* des évacuans dans la cure des tumeurs, des plaies anciennes, des ulcères &c. in-8°. 1783.

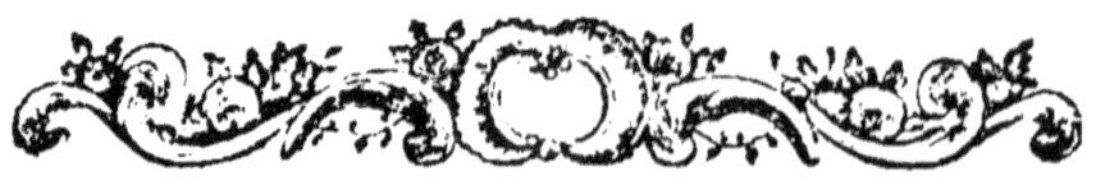

ÉPITRE DÉDICATOIRE

AUX CITOYENS

DE LA VILLE DE DÔLE.

MES CHERS CONCITOYENS.

Lorsqu'on a bien senti les services rendus, la reconnoissance nous suit partout & le climat le plus riant ne peut alors faire oublier la patrie.

J'abandonne à des esprits plus relevés le plaisir nouveau d'offrir des tributs à des manes insensibles. Convaincu que les morts s'intéressent peu à des réflexions sur la santé ; c'est à vous que j'ose addresser celles que l'art m'a suggérées pour contribuer en partie à la vôtre : puisse-t-elle être aussi durable que le souvenir de vos bienfaits !

Si l'hommage que je vous présente est foible, ce n'est point la vanité, c'est le sentiment qui l'a dicté ; & d'ailleurs il vous étoit dû, puisque ce que suis est votre ouvrage.

Je suis avec une éternelle reconnoissance ;

MES CHERS CONCITOYENS,

Votre très-humble
& très-obéissant Serviteur ;

LOMBARD.

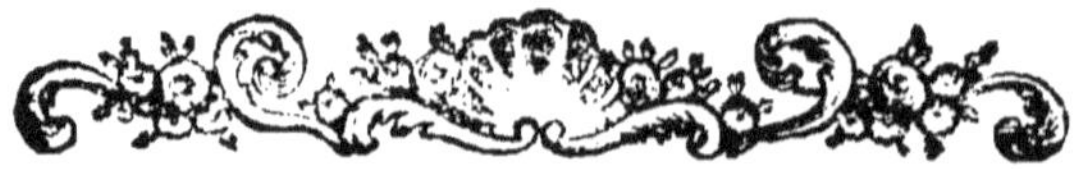

PRÉFACE.

Ces opuscules n'ont d'autre mérite que celui d'être faits d'après l'observation. Une conformité de sentimens, une unanimité d'opinions sur les différens points de chirurgie pratique qu'ils embrassent ont déterminé des personnes de l'art d'une réputation connue, à réunir leurs réflexions & leurs observations aux miennes.

Ces petites dissertations ne peuvent guère être utiles qu'à ceux qui entrent tout nouvellement dans la carrière de la chirurgie. Elles font partie

de la tâche honorable que la loi
m'impofe chaque année, en me prefcrivant un cours fur la chirurgie pratique. Je ne les deftinois point à l'impreffion préférablement à d'autres;
& elles n'auroient pas été publiées
dans ce moment-ci, fi je n'y euffe été
déterminé par de puiffans motifs.

Défirant le bien, je voudrois pouvoir dire le voulant, mais perfuadé
qu'on ne peut voir fes défirs fatisfaits
à cet égard, qu'autant que ceux qu'on
a le projet d'inftruire font difpofés à
y répondre, j'ai vu naître la néceffité
de diriger leurs premiers pas dans la
pratique journalière de l'art. Cette
néceffité m'a d'abord fait envifager,
comme la chofe principale dans ce
cours, celle de les former à la méthode des panfemens.

C'eft dans cette intention, qu'après
quelques préliminaires fur les diffé-

rentes espèces d'instrumens portatifs,
fur leur ufage & la manière de s'en
fervir, je m'applique à leur faire con-
noitre l'utilité d'un choix dans les diverfes fortes de charpie, relativement
à la nature des plaies, à leur temps
& à la délicateffe des parties bleffées.
La manière de conftruire les tentes
& les plumaffeaux, & leur différentes formes convenables à l'emploi auquel on les deftine, fait fuite à cette
inftruction ; foit qu'on fe propofe de
les appliquer à fec, foit qu'on veuille
les enduire ou les couvrir de digeftifs ou d'onguens, foit auffi qu'on fe
propofe de les imbiber de quelques
baumes ou de quelques liqueurs. J'ai
foin auffi, en parlant de leur conftru-
ction, de faire obferver qu'il n'eft
point indifférent de les tiffer plus ou
moins épais, afin de feconder l'intention dans laquelle on les emploie.

)(4

Je ne néglige point non plus de m'arrêter fur les evênemens fâcheux qui
réfultent de leur multiplicité & de leur
entaffement dans les plaies profondes.

L'expérience faifant voir manifeftement enfuite, qu'il n'eft rien moins
qu'intéreffant que ces moyens auxiliaires fuffent furchargés du médicament
propre à la maladie; j'en fais le fujet de
quelques réflexions. Je les fonde fur
les inconvéniens qui réfultent de la
profufion & de l'abus des remédes
onctueux en pareil cas; ayant fouvent remarqué d'ailleurs, que les éleves peu inftruits n'avoient pas, dans
la plupart des occafions, les confidérations néceffaires pour le caractère
& la quantité du pus que rendoient
les plaies, & qu'ils les panfoient affés
indiftinctement de la même manière.

Après avoir défigné les baumes,
les onguens & les emplâtres dont l'u-

fage peut être utile à certains égards,
je paſſe au degré de chaleur qu'il
convient de leur communiquer parfois, pour en rendre les effets plus ſa-
lutaires. Il en eſt de même par rapport aux autres topiques préparés
ſous la forme de fomentations, de cataplaſmes &c. deſquels je décris les
compoſitions les plus uſitées. La
différence ſenſible qui exiſte entre les
tumeurs inflammatoires & celles qui
font faites par congeſtion paroit exiger quelques attentions dans les divers degrés de chaleur qu'on doit
communiquer à ces topiques, applicables à la diverſité de ces maladies.
De ces tumeurs, les unes ne ſuppor-
tent qu'une chaleur très-modérée,
tandis que les autres ſe trouvent
mieux d'une chaleur plus forte. Ces
règles générales n'excluent pas les
égards relatifs à la conſtitution du

fujet, à fa plus ou moins grande fenfibilité ; & j'en parle.

Les obfervations liées à ces différents
objets minutieux en apparence font
toujours les points capitaux d'après
lefquels j'expofe les conféquences pratiques que l'on peut en tirer, dans la cure des tumeurs, des plaies & des ulcères.

La manière de préparer les appareils
& d'appliquer les bandages, étant fujette à des variations nombreufes, à raifon
de la nature de la plaie, de fon fiége
& des circonftances ; je les diftingue
fimplement fous les noms de conten-
tifs & d'incarnatifs ou d'expulfifs, attendu que la propriété de ces deux
derniers bandages eft la même.

L'épithéte d'incarnatif eft fpécialement donnée à celui qui a pour objet de maintenir les lévres d'une
plaie fraiche dans un parfait contact ;
effets que ce même bandage remplit

dans la cure de certains ulcères caverneux. fous la dénomination d'expulfif, parcequ'en rapprochant les
parois de l'ulcère, il en expulfe le
pus.

C'eft ici enfin, où envifageant la
compreffion comme un moyen utile
dans la cure de plufieurs d'entre ces
maladies, je balance les avantages que
la chirurgie peut en efpérer dans une
foule de circonftances, où l'intelligence & le génie du praticien la lui
préfentent comme une reffource falutaire.

On trouvera dans la première fection du précis fuivant, quelques
détails inftructifs fur la manière de
faire la compreffion; on y verra comment elle agit; & on pourra juger
enfuite par les effets qu'elle produit,
de l'utilité dont elle eft fufceptible en
chirurgie quand elle eft emploiée

avec connoiffance de caufes & méthode.

Il eft vrai que je ne me borne en
tout, qu'à défigner les occafions les
plus familiéres & les non moins intéreffantes cependant, où elle peut être
mife en ufage ; laiffant, d'après les
principes généraux, le chirurgien
inftruit maître abfolu de l'employer
partout ailleurs, felon les indications
qui lui paroîtront les plus favorables
à fon application.

Mais quoique j'apprécie les avantages de la compreffion, j'ai grand
foin de ne pas les exagérer & de ne
point taire les malheurs qui fuccédent
à fon abus. Toutes les fois que l'on
fe propofe de faire revivre un ufage
ancien, c'eft une précaution abfolument néceffaire que celle d'en faire
bien connoître les inconvéniens. La
connoiffance qu'on en donne met à

portée les jeunes praticiens d'éviter le défaut de succès, ou les effets fâcheux qui ne manqueroient pas d'en faire abandonner la pratique.

C'est pourquoi j'expose dans la seconde partie de ce précis, les maux auxquels la compression peut donner lieu. Je la considére d'abord dans ses rapports avec la santé des troupes. Je dis que l'usage établi & trop généralement adopté en France de faire porter des vêtemens trop justes aux soldats, & la coûtume pernicieuse où l'on est d'exiger qu'ils serrent leur cols, sous prétexte de leur donner un air plus martial, est sujette à de grands inconvéniens, souvent très-difficiles à surmonter.

Je serois assés porté à croire d'après ce que j'ai vu, que les engorgemens fréquens des glandes du col & de la machoire, les ophtalmies &c.

maladies auxquelles les militaires de
la derniere claffe font fujets, dépendent effentiellement de cette compreffion habituelle. Les vefles, les culot-
tes, les guêtres même trop étroites
n'ont pas des inconvéniens moins
fàcheux.

La compreffion confidérée du côté
du manuel chirurgical peut auffi donner occafion à plufieurs maux. Je
m'en fuis apperçu, & cela arrive chaque fois que l'ufage qu'on s'en permet
n'eft pas dirigé par des connoiffances
pratiques & un jufte difcernement. Les
plaies nouvelles & anciennes font expofées à d'étranges révolutions dans
le cours de leur traitement, lorsqu'on
a manqué au ménagement dû à la
délicateffe des parties malades, ou
qu'elles ont éprouvées une compref-
ffion trop forte. Cette remarque n'a pu
échapper à l'attention du chirurgien

le moins exercé. Il réfulte finalement de cette réflexion que c'eft au terme mefuré de la force compreffive, comparée avec la nature & la difpofition locale des parties affectées, que doit fe rapporter le fuccès de la compreffion.

L'exercice de la chirurgie préfente plufieurs cas où une compreffion vicieufe par le défaut d'ordre dans la pofition des pièces de l'appareil, a caufé des maux dont les fuites ont été funeftes à quelques malades. Il en eft demême lorfqu'on emploie ce moyen inconfidérément.

Ces réflexions confondues avec plufieurs autres également propres à fixer l'attention des jeunes praticiens ont occupé un chirurgien zèlé. Mr. THOMASSIN a vu que la compreffion, faute de favoir diftinguer les cas où elle pouvoit être emploiée effica-

cement, étoit capable de beaucoup
nuire; & les obſervations qui viennent à l'appui de ſes reflexions peuvent être d'un très-grand mérite dans
la pratique. Son mémoire ſur l'abus
de la compreſſion & l'utilité des contr'ouvertures dans les ulcères caverneux, ſert en quelque ſorte de com-
mentaire à ma ſeconde ſection dans
laquelle je m'éléve contre les dangers
qui réſultent de ſon abus.

Mr. Thomassin s'eſt principalement attaché à combattre la compreſſion dans les ulcères ſinueux profonds,
qui par leur tortuoſité ou leur complication, ne laiſſoient nul eſpoir de
pouvoir tirer aucun avantage de ce
moyen. Il y auroit même lieu de
craindre qu'en pareilles occaſions,
ces ulcères étant comprimés, il ne
s'en ſuivit des effets qui retarderoient

né-

néceffairement la cure & la rendroient plus difficultueufe.

Quoique affés laconique, Mr. THO-MASSIN laiffe peu de chofe à défirer fur cette importante matière. Il penfe avec raifon que la contr'ouverture dans les cas où les compreffes expulfives ne peuvent être admifes, eft l'unique remede, & il prouve par l'obfervation qu'il y auroit d'autant plus de maladreffe à faire ufage de ce moyen infructueux, qu'il feroit infailliblement malfaifant.

L'auteur de cette differtation cite plufieurs circonftances dans lesquelles il a cru devoir débuter par la compreffion. Mais l'emploi qu'il en a fait n'ayant pas eu à beaucoup près le fuccès qu'il en efpéroit, il lui a trésfagement préféré la contr'ouverture. Le premier avantage qu'il en a recueilli (& c'étoit le principal) a été d'abréger la cure de l'ulcère, duquel il étoit plus qu'incertain qu'il ait jamais pu tarir la source & procurer la cohésion des parois par la compression.

Ce précis très-chirurgical contient plusieurs histoires de ce genre faites pour mériter un accueil favorable de tous ceux qui s'intéressent à la solidité des progrès de la chirurgie, qui a rapport aux ulcères fistuleux.

Le patriotisme, la confraternité & l'habitude ont préparé depuis long-temps les liens de l'amitié qui nous unissent Mr. THOMASSIN & moi. L'égalité des sentimens, le même zéle, les mêmes inclinations pour l'étude de l'art, le même désir enfin, celui d'être utile un jour à l'humanité, en ont serré les noeuds. Le lecteur prévenu de l'intimité de cette union ne fera donc pas surpris de trouver ici un mémoire de Mr. THOMASSIN qui

confirme ce que j'ai dit des inconvéniens & de l'abus de la compreſſion,
dans la cure des ulcères fiſtuleux;
quoique j'aie pris plaiſir à en faire
connoître l'utilité en certains cas, dans
ma première ſection.

Ce précis ſur la compreſſion eſt
ſuivi d'un autre ſur les propriétés de
l'eau ſimple emploiée extérieurement dans le traitement des maladies chirurgicales. Les bons effets
dont elle eſt ſuſceptible en pluſieurs
occaſions, m'ont engagé à les mettre
ſous les yeux des élèves en chirurgie
à qui il ma paru intéreſſant d'en faire
connoître l'utilité, & de la leur préſenter comme une reſſource de laquelle ils pourroient faire uſage au
beſoin, faute d'autres remédes. Ce
précis demême que le précédent
étant purement ſcholaſtiques, les maîtres de l'art qu'une pratique habitu-

elle familiarife continuellement avec toute efpèce de moyens & de remédes, n'y liront rien que de très inférieur à leurs connoiffances.

Mr. Chaussier de l'Académie de Dijon, que des talents diftingués dans les différentes branches de la médécine externe rendent recommandable, avoit fait à peu-près les mêmes réflexions que moi fur les propriétés de l'eau. Informé du petit travail dont je m'occupois, il me manda qu'il fe difpofoit à publier par la voie des journaux, quelques obfervations concernant fon ufage extérieur. Mr. Chaussier n'avoit pas négligé de mettre à profit tout ce qu'il avoit obfervé dans le cours de fa pratique fur l'utilité de la compreffion. Il me témoigna le plaifir qu'il auroit de voir fes remarques fur ces deux objets faire fuite à mon ouvrage, & dès ce moment

je le défirai. Cette propofition m'é-
toit un nouveau témoignage de fon
amitié, & rien ne me flatte plus aujourd'hui que de pouvoir les préfenter au Public, attendu que Mr.
CHAUSSIER en les rédigeant, n'a eu
comme moi d'autre intention que
celle de favorifer les progrès des
jeunes praticiens.

Les nombreufes circonftances où
j'ai emploié l'eau avec fuccès m'ont
infpiré de raffembler dans peu de
mots les cas où elle pouvoit être de
quelqu'avantage, foit qu'on l'emplo-
yat comme reméde principal ou comme auxiliaire. Les propriétés de ce
topique m'étoient déja connues depuis plufieurs années. J'en avois fait
les premiers effais à Dôle ma patrie,
fur d'anciens ulcères qui avoient ré-
fifté à une foule d'onguens, d'emplâtres &c. L'utilité que j'en avois tant

de fois retirée me faifoit défirer de répéter fon application devant mes élèves à qui les panfemens à l'eau fimple paroiffoient fort extraordinaires. Jaloux de leur faire connoître les vertus d'un reméde auffi fimple, de les inftruire de l'ufage qu'on en faifoit autrefois, &c. je n'aurois pas cru avoir rempli mon objet, fi je ne les avois inftruits en même temps des précautions néceffaires pour en rendre l'application falutaire, furtout dans les cas où fon emploi demande beaucoup de circonfpection; ne fut-ce que dans celui de la hernie avec étranglement.

Je ne crains pas qu'on me reproche de vouloir faire accroire que l'eau eft fupérieure en propriétés à tous autres topiques, & qu'on peut la faire fervir partout indiftinctement. Une propofition fem-

blable feroit abfurde , & je me gar-
derois bien de l'avancer. Je me con-
tente feulement de la mettre en para-
lelle avec certains remédes que l'ufage a adoptés & dont les vertus médicamenteufes ne différent prefqu'en
rien de celles de l'eau froide. J'ai
foin au refte de faire connoître fon
infuffifance & fon abus chaque fois
que j'en trouve l'occafion.

Je ne crains pas non plus qu'on
me foupçonne d'avoir voulu tirer vanité des cures que j'ai faites par fon
moyen; puifque je laiffe voir manifeftement que l'on auroit pu guérir ,
& que l'on guérit en effet tous les
jours, par le concours des autres topiques dont la chirurgie confeille le
choix & dirige l'application. La feule
chofe fur laquelle je me permette
une réflexion eft celle de me perfuader que l'ufage de l'eau, dans les cas

où elle convient, eft fujette à beaucoup moins d'inconvéniens que celui des onguens & des emplâtres dont la compofition toujours plus ou moins compliquée, ainfi que leur vétufté, peuvent donner lieu à plufieurs dérangemens dans l'ordre de l'économie animale, ce qui trouble la cure ou la retarde. J'ai cru voir auffi que la convalefcence des parties bleffées pour lefquelles on l'avoit emploié étoit moins longue.(*)

Lorfqu'il me vint dans l'idée de méditer un peu férieufement fur les effets dont j'avois été témoin dans le cours de l'ufage de ce topique; tout bien examiné, ils me parurent auffi

---

(*) Je n'ai pas cru devoir parler des frictions glaciales propofées & emploiées avec fuccés par Mr. Samoilowitz dans le traitement de la pefte. Mr. Fabre en a fait un extrait raifonné dans fes recherches fur différens points de phyfiologie &c. ; livre qui eft entre les mains de la plupart des éléves en chirurgie.

naturels que le reméde étoit fimple par lui même. Je vis dèslors que l'eau pouvant acquérir différens degrés de chaud & de froid, offroit à la chirurgie un fecours également utile, quoique fes propriétés fuffent alors diamétralement oppofées par le changement qu'elle éprouvoit dans la difpofition de fes parties. Mais ce qui en réhauffoit encore le mérite à mes yeux, étoit la liberté de lui communiquer à volonté ces deux qualités différentes. Bien convaincu enfuite & à peu de frais que ces propriétés contraires étoient invariables, je n'ai jamais héfité de l'employer froide ou chaude, je dirois même avec certitude de fuccès, quand il étoit indiqué ou de rappeller l'énergie dans les fibres ou de les relâcher.

Confidérant enfuite l'eau fimple fous ces deux qualités contraires, elle

m'a paru tout auffi propre à accélérer la fuppuration dans certaines
plaies ou ulcères , que fufceptible de
les amener à une cicatrice folide &
durable , d'après une connoiffance
particuliére de la conftitution du malade , & notamment de la difpofition
dans laquelle fe trouvoit la plaie.

J'ai été de la plus grande févérité
dans mes obfervations : il eft vrai que
je n'ai rien épargné pour rendre mes
procédés méthodiques. C'eft dans la
ferme croyance où je fuis qu'il n'eft
guére poffible de faire mieux que j'a-
voue ingénuement n'avoir rien vu
d'affés furprenant pour me faire invoquer la préfence & le témoignage
de quelques perfonnes de l'art, afin
de juftifier & de conftater la véracité
des faits relatés dans ce précis. Je
me dois cette fatisfaction, elle eft l'effet de mon zèle & de mon dévoue-

ment entier à la chirurgie que j'e-
xerce depuis vingt-fix ans, avec une
affection & une délicateffe de fentimens qui m'ont mis à l'abri de tous
reproches, & mérité l'eftime & l'amitié des perfonnes qui me connoiffent;
j'ofe le dire & l'écrire.

Les faits defquels j'ai cru devoir
authorifer mes procédés par rapport
à l'ufage que j'ai fait de l'eau, font
au refte des témoins fuperflus, puifqu'ils ne font que confirmer des fuccès connus en chirurgie, depuis, pour
ainfi dire, l'inftant de fa naiffance. Il
ne faut pas avoir beaucoup lu pour
favoir qu'HIPPOCRATE, CELSE, GUY
de CHAULIAC & tant d'autres, confeillent l'eau froide & chaude dans
un nombre prodigieux de circonftances, où l'on n'auroit certainement
pas aujourd'hui la hardieffe de l'employer. Si cependant on ajoute foi à

l'hiftoire, ils étoient toujours payés de leur confiance par de nouveaux fuccès.

L'eau chaude ou tiéde leur tenoit lieu de ces digeftifs onctueux & relâchans fi fort en ufage encore, dans les plaies récentes avec déperdition de fubftance, qu'on ne croit pas pouvoir cicatrifer fans ce moyen. Où ils fe fervoient de l'eau par préférence, où ils l'emploioient au défaut de ces digeftifs. L'eau tiéde felon CELSE étoit un reméde qui, appliqué à propos, contribuoit beaucoup à la guérifon de la plupart des plaies, des tumeurs, des luxations & des fractures. L'ufage de l'eau froide ne devenoit pas moins utile dans certains cas. J'ai effayé de démontrer qu'elle n'étoit réellement indiquée, quant aux plaies un peu graves, que lorfque les principaux fymptômes étoient tôtalement dissipés & la suppuration bien établie, & qu'aussi les premières applications ne devoient s'en faire qu'avec précaution.

Il est bien prouvé par l'observation, que l'eau tiéde a les mêmes propriétés que les médicamens onctueux relâchans, sans en avoir les inconvéniens. C'est principalement dans les plaies d'armes à feu, accompagnées de fracas d'os & de grands délabremens, que j'ai eu occasion de l'apprécier. Le relâchement qu'elle procure par le leger degré de chaleur & l'humidité qu'elle entretient constamment, lorsqu'on a soin d'abreuver l'appareil, détermine la suppuration dans un temps infiniment plus court que toute espèce de digestifs huileux & graisseux les plus simples. On ne doute point sans doute que la prompte apparition du pus ne prévienne les gonflemens,

les vives douleurs & les autres accidens que l'on regarde à peu de chofe
près, comme inféparables de ces
bleffures.

Quoique nous ayons affimilé les
propriétés de l'eau tiéde à celles de
l'eau chargée de fubftances émollientes mucilagineufes, nous ne révo-
quons point en doute les vertus particuliéres de ces décoctions, dans certains genres de douleurs qui compli-
quent parfois les plaies & plus fouvent encore les ulcères ; accidens qui
dépendent naturellement de l'acrimonie humorale. Mais l'eau tiéde
pure & fimple fuffira toujours, quand
le principe de la douleur fera l'effet
de la roideur, de la tenfion des nerfs
& de leur féchereffe. Les bains
chauds qui foulagent fi merveilleufement en pareilles occafions, font
des preuves fenfibles de fon utilité

dans la cure de ces différentes maladies.

Telles font les réflexions & les comparaifons que l'on s'eft permis de faire en parlant des propriétés de l'eau froide ou chaude. La fimplicité avec laquelle font expofés les faits qui fervent d'appui à la doctrine qu'on a cherché à faire revivre dans ce précis, eft incapable d'en mafquer la vérité. La jaloufie feule, ce fentiment fi commun & fi méprifable, peut la ternir; mais elle ne fauroit l'effacer. Habitué au fifflement de la calomnie, ma tranquilité n'en eft point émue. Elle tient à une forte de fatisfaction que les cris des jaloux ne fauroient interrompre. Sans ambition pour la célébrité, attendu qu'elle eft à un prix auquel je ne puis efpérer de l'atteindre: je me fatisfais en paffant mes jours dans le

recueillement, en bravant la perfé-
cution, & en difant hautement la vérité à ceux qui n'aiment que le men-
fonge.

Toute ma jouiffance fe borne donc
aujourd'hui à avoir réuni mes obfervations & mes réflexions à celles des
plus célébres medécins & chirurgiens
d'autrefois. J'aurois à me féciliter fi
elles pouvoient être un jour de quelqu'utilité à ceux qui nous fuccédent
dans l'exercice d'un art auffi beau &
auffi précieux à l'humanité.

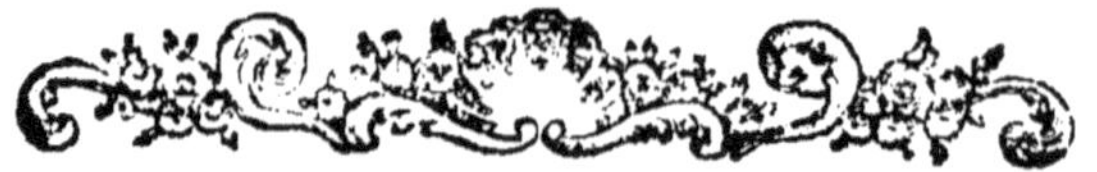

PRÉCIS

SUR L'UTILITÉ ET L'ABUS

DE LA

COMPRESSION

DANS LA CURE DES MALADIES

CHIRURGICALES.

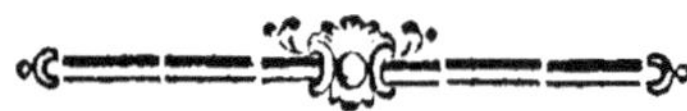

Parmi l'effrayante multitude de maux qui affligent l'humanité, il en eſt peu auxquels la Chirurgie n'offre des ſecours. Mais dans la diverſité des moyens qu'elle fait employer, il en eſt auſſi dont elle regrette quelquefois de ne pouvoir faire uſage, à raiſon de la ſenſibilité des parties. Le Chirurgien inſtruit préfère toujours ceux qui réuniſſent la douceur à l'efficacité.

Quoique les opérations ſoient une des

principales reffources de l'art de guérir, chaque jour la Chirurgie s'occupe à la recherche des chofes qui peuvent en difpenfer, en diminuer les rigueurs, & à ne les placer qu'à propos. Cependant quelques puiffans que foient nos efforts à cet égard, il eft un terme où la Chirurgie médicale doit céder à la Chirurgie opératoire.

Le fer n'eft pas l'unique agent que l'on fait fervir à la divifion des folides. On emploie auffi le feu fous différens déguifemens. L'averfion que ces reffources extrêmes infpirent communément, fait une certaine impreffion de laquelle on ne tient pas toujours compte ; malgré qu'elle produife des effets femblables à ceux qui annoncent le développement de quelques fymptômes facheux.

Excité par une fuite de réflexions fur l'abus des incifions, dans la cure de plufieurs maladies du reffort de la Chirurgie ; j'ai cru voir qu'il étoit important de réprimer cet abus.

L'obfervation la plus commune appuyée

de la raifon & des principes de l'art, démontre de la manière la plus fenfible,
qu'il y a une infinité de circonftances où
l'on peut très-efficacement fubftituer la compreffion aux incifions. C'eft donc cette compreffion un peu trop négligée aujourd'hui
dans l'exercice de la Chirurgie, de laquelle
je me propofe de remettre fous les yeux, l'u-
tilité & les avantages.

Je n'accumulerai pas les preuves pour juftifier mon dire fur un fujet fi intéreffant.
C'eft à ceux à qui je parle de méditer la vérité, & de fe convaincre de la folidité de
mes réflexions par leur propre expérience.

Si l'on confidére attentivement la nature
& la fituation des parties extérieures du corps,
les différens vides qu'elles laiffent entr'elles,
la ftructure délicate du lien qui les unit, &
qui peut être détruit par l'altération des fluides mêmes deftinés à lui donner la vie, on
conviendra bientôt qu'une compreffion bien
dirigée fur les fillons creufés dans l'intervalle
des mufcles, peut être tentée avec un fuccès défiré, dans nombre de circonftances où

l'art fembleroit n'avoir d'autres reffources que l'inftrument tranchant, pour donner iffue aux matières contenues dans le foyer d'un abfcès.

Un des principaux avantages de ce procédé eft, qu'après avoir rempli l'indication à laquelle on l'a foumis, il ne laiffe pas la plus légère trace de l'ufage qu'on en a fait. Bien différent de l'inftrument tranchant, on ne voit jamais après elle, fur une partie, des cicatrices, images indélébiles & tableau toujours préfent des maux paffés.

La quantité de malheureux qui circulent autour de nous, ajoute à la vérité pour laquelle je combas. Il y en a dans le nombre, dont le mouvement des membres eft borné ou totalement détruit, par la fection de quelques parties, à travers lesquelles on s'eft vu forcé d'ouvrir des iffues à la matière purulente retenue. Moyens rigoureux dont on ne peut pas nier l'abfolue néceffité en certains cas; mais qui cependant ne doivent jamais être admis, qu'après des tentatives ingénieufes, dont le fruit n'eft réfervé qu'à ceux qui connoiffent mieux les reffources de la Chirurgie, & celles de la nature.

Je m'arrête, & peut-être en ai-je déja trop dit, pour faire préfumer que j'ai pour unique objet de condamner toutes les incifions & les contr'ouvertures, & de pofer pour principe invariable que la compreffion doit fuf-fire dans toutes les circonftances. Je fuis fort éloigné de m'abandonner à une opinion fi ridicule : mes réflexions font calquées d'après l'obfervation, & les bornes qui les cir-confcrivent font très refferrées. En étudiant avec intérêt les cas où la compreffion eft uti-le, il eft bien difficile de commettre des fautes groffières, & de ne pas appercevoir fon infuffifance.

Les expériences qui m'ont prouvé tout l'a-vantage qu'on pouvoit rétirer de la compref-fion m'ont également inftruit fur les mauvais effets qui en réfultoient, lorfqu'elle étoit fai-te fans confidération pour les circonftances, & fans méthode. Si je ne me fuis pas af-fez étendu fur fon abus, fi je n'ai pas fait fuffifamment connoître, par des exemples,

les cas où elle pouvoit être regardée comme une fource d'accidens ; je crois en avoir affez dit , pour ne laiffer fubfifter aucun doute fur la véracité des faits malheureux qu'on peut lui imputer, & que j'ai rélatés dans la feconde feétion.

Les évênemens journaliers qui fe préfentent fous différents caraétères dans l'exercice de l'art, abandonné à des chirurgiens peu méthodiques, dépofent contre la compreffion. Je ne ferai pas fentir dans ce préliminaire, comment ces évênemens peuvent avoir lieu. Il eft prouvé par une longue fuite d'obfervations, que la gêne & l'embarras local qu'éprouve le corps le mieux difpofé, peuvent donner occafion en totalité ou en partie, à des genres de maladies qu'on ne doit pas toujours s'attendre à dompter, quoique la caufe n'exifte plus ; à moins que l'on ne foit venu promptement au fecours du malade. Le trifte état dans lequel Monfieur le Marquis de C * * * a vécu plufieurs années, & qui a mis fin à fes jours, en eft une preuve inconteftable.

L'obſervation qui contient l'hiſtoire de ſa
maladie , des divers moyens employés pour
ſa guériſon, en difſérens temps & en difſérens lieux , ne ſatisferoit qu'imparfaitement la curioſité des gens de l'art, ſi on ne
remontoit à l'origine même du mal, que
l'on attribue légitimement à la compreſſion.
Cette obſervation intéreſſante par ſes nombreuſes particularités ne peut être conſidérée
telle , qu'en expoſant les détails rélatifs aux
alternatives que M. le Marquis de C* * * a
éprouvés, pendant la durée de ſa maladie.
C'eſt ce qui ma déterminé à la publier à la
fin de ce précis.

En paſſant ſucceſſivement des cauſes aux
effets , il paroît indubitable que l'application
vicieuſe des pièces de l'appareil dans la cure
des luxations, des fractures, des tumeurs inflammatoires ſurtout , des plaies récentes,
ſimples ou graves, & des ulcères, doit infailliblement contribuer à faire naître pluſieurs
accidens. Il y auroit de l'erreur à croire
que l'avantage à eſpérer de la compreſſion,
dans la cure des ulcères fiſtuleux , put

exclure les inconvéniens qui font prefque inféparables de fon ufage, dans le traitement particulier de plufieurs d'entr'eux.

Tout doit être rélatif aux yeux de l'homme inftruit; des détails fur tous les objets qui intéreffent directement ou indirectement la compreffion , feroient fuperflus dans un précis où l'on ne fe propofe autre chofe, que de faire fentir l'importance d'un moyen particulier, lié avec d'autres moyens généraux. On n'ofe pas fe flatter de pouvoir réunir ici tout ce qui a rapport à la compreffion. Cette differtation n'eft à proprement parler qu'un précis des faits les plus communs, qui ont une rélation immédiate à ce procédé ; & elle eft deftinée à fervir de bafe à la pratique des élèves en Chirurgie, attachés aux hôpitaux militaires , afin de les éclairer dans le manuel des panfemens.

Cet aveu formel doit me mettre à l'abri de toute difcuffion de la part des maîtres de l'art, qui feroient fondés à me faire des reproches fur la briéveté de mes explications. Je me borne à la fatisfaction d'avoir contribué aux progrès des perfonnes en faveur defquelles j'écris. Il n'eft pas de plus belle jouiffance, felon moi, que celle de pouvoir être utile.

Pour traiter convenablement ce fujet , je me reftreins à demander qu'eft-ce que la compreffion ? quels font fes avantages dans la cure des maladies chirurgicales ? à quoi fe réduifent les attentions néceffaires pour en rendre l'ufage falutaire ? la folution de ces queftions fera la matière de la fection qui fuit ; & dans la feconde je parlerai de fes inconvéniens & de fon abus.

SECTION PREMIERE.

DE L'UTILITÉ DE LA COMPRESSION.

Le terme de compreffion pris dans le fens littéral ne défigne autre chofe, qu'une action par laquelle on preffe une partie fur une autre. Cette définition générale fuppofe que la compreffion a différens dégrés, & que le plus fouvent elle peut être regardée, comme un moyen, duquel on fe fert pour maintenir fimplement dans un parfait contact, les folides divifés ; foit qu'ils ayent été défunis par un corps extérieur, foit que cette divifion ait eu lieu par l'accès & le féjour du pus ; d'où l'on conçoit, que depuis le bandage uniffant jufquau bandage compreffif, la Chirurgie peut fe promettre un avantage réel des différens dégrés de preffion, dans plufieurs circonftances.

Cette compreffion fe fait par le concours de plufieurs pièces d'appareil ; quelquefois on n'y fait fervir que les bandes ; d'autrefois auffi on a recours aux machines.

La multitude des cas où l'on fait ufage de cette reffource prouve en faveur de fon utilité. La compreffion fufpend & arrête les hémorragies, elle s'oppofe à l'iffue des vifcères hors de la capacité qui les renferme, elle rapproche & contient les lambeaux & les lèvres des plaies, foutient différens appareils avec

fermeté ; elle évacue les matières étrangères difpofées à faire de grands ravages ;
elle dilate & ouvre jufqu'au fond, des foyers
inacceffibles fans fon fecours, redreffe les
membres & quelquefois le corps entier,
maintient les os réduits, borne l'épanchement des fucs qui forment la matière du
cal, enfin elle eft fi généralement utile,
qu'on pourroit demander où n'eft-elle pas
néceffaire ? (*)

Je ne décrirai point les diverfes variations
dont la compreffion eft fufceptible dans
chacun de ces cas en particulier ; je fortirois
de l'enceinte que je me fuis tracée. Les
ulcères fiftuleux , les finus, m'occuperont
fpécialement ; comme faits de pratique plus
fréquens dans l'exercice de l'art, ils mar-
quent plus d'intérêt.

———————————————————————

(*) La compreffion a des effets très-avantageux en médecine ; effets fur lesquels je me fuis impofé filence. On
peut dire, en paffant, qu'elle eft d'une utilité connue
dans l'anafarque, & l'afcite après l'évacuation des eaux,
& dans certains cas après l'accouchement .

Lorsqu'il eft queftion de vider un amas de pus placé fous la main du chirurgien, un mouvement naturel porte à le comprimer avec l'extrémité des doigts, autant de fois que l'on renouvelle l'appareil. Cette preffion vicieufe à plus d'un égard, indique le défir qu'on auroit d'en tarir la fource ; il y a plus, elle en démontre la néceffité. La premiere idée qui fe préfente alors, eft fans doute de s'oppofer à ce que le vide ou le foyer produit par la dilacération des parties, fe rempliffe de nouveau. Cette idée fi naturelle, & fi bien apperçue, infpire aux chirurgiens inftruits plufieurs moyens pour y parvenir. Mais je le répete, ces moyens ne peuvent être falutaires qu'autant qu'ils font dirigés avec difcernement. C'eft ainfi qu'ils peuvent fuffire dans nombre de cas, où tous autres moyens auffi efficaces que prompts, pourroient être ou impraticables ou dangereux.

Le génie feul eft fouvent parvenu à guérir des maladies pour lefquelles les médicamens, le fer & le feu avoient été employés fans fruit. La fituation & la compreffion

offrent plus d'un exemple de cures échap-
pées aux foins les plus affidus, & à la fagacité
la plus grande. Le vrai chirurgien fait
toujours trouver des reffources dans les circonftances qui ont quelquefois l'apparence
de n'en permettre aucune.

L'Anatomie a feule le droit d'indiquer
d'une manière auffi fatisfaifante que certaine, les procédés à employer pour faire la
compreffion avec fuccès, dans la plupart des
cas où elle eft néceffaire. On fait que la
Myologie n'a pas feulement pour but la connoiffance des mufcles qui fervent au mouvement des parties, ni celle de leur point
fixe, & des infertions qui les affujettiffent à des
changemens de fituation, fuite néceffaire de
leur action variée. C'eft par conféquent,
au moyen de cette diverfité de mouvemens
dépendants de la liberté des mufcles, & de
leur action (de laquelle on a fur-tout
négligé de s'affurer par des obfervations
réfléchies fur le vivant) que l'on peut rendre
compte des phénomènes réfultans des diverfes fituations, que les mufcles tiennent pour

obéir à la volonté. Cette vérité mieux connue encore qu'elle n'est exposée, démontre que la plupart des déplacemens qu'ils éprouvent, étant volontaires, on peut les faire utilement servir à la cure des ulcères fistuleux, dont les sinus s'étendent dans l'interstice des parties, par rapport aux alternatives que le tissu cellulaire subit, à raison des changemens de situation que tiennent les muscles dans ces différens états.

L'application méthodique de la compression dans la cure des ulcères fistuleux, dépend donc de la connoissance des parties, dans la diversité de leur manière d'être respective. D'où il suit que l'on peut réduire aux conditions suivantes la guérison de ces maladies, lorsqu'elles offrent l'espoir de céder à la compression.

La premiere, que la situation est indispensable pour assurer l'efficacité de la compression, & la seconde, que l'on ne doit appliquer les pièces de l'appareil compressif, qu'avec intelligence & circonspection.

Cette premiere condition ne renferme rien

autre , finon, que la fituation de la partie
ou du membre malade, doit être réglée avant
d'appliquer l'appareil. Sans cette attention,
le bandage compreffif feroit infailliblement
ou infructueux ou malfaifant : puifqu'il eft
fenfible que l'état de fituation des mufcles
doit inévitablement varier en conféquence
des changemens qu'ils fubiffent ; il faut donc
qu'enfuite de l'application de l'appareil, ils
repofent dans la flexion ou dans l'extenfion,
ou dans l'adduction ou l'abduction. D'où
l'on conçoit que la compreffion ne peut être
falutaire qu'autant que la partie eft dans
une attitude ftable ou permanente. Quelques légers que l'on en fuppofe les mouvemens, il eft inconteftable qu'ils dilateront
ou rétréciront les loges du tiffu celluleux, qui
fert de foyer aux matières.

On ne doit pas être moins fcrupuleux
à remplir la feconde condition. Le fuccès
de la compreffion dépend autant de l'intelligence dans la manière de comprimer un
peu plus qu'ailleurs, l'extrémité ou le fond
du finus, que du ménagement particulier

que l'on doit avoir pour les parties qui l'avoifinent, lefquelles ne peuvent être preffées
fans caufer une douleur plus ou moins
vive, douleur dont les fuites ne font pas
inconféquentes. C'eft cette même intelligence qui veut encore que l'on diminue la
preffion, à mefure que l'on approche de l'o-
rifice du finus.

S'il eft des cas où il convient de pofer
conftamment le chef de la bande dans le
même fens, il en eft auffi où il n'eft rien
moins qu'indifférent de le porter à droite
ou à gauche, obliquement ou horizontale-
ment, en dedans ou en dehors ; puifque
c'eft de la direction donnée, que réfulte
celle du globe qui, comprime toujours préférablement la face contre laquelle on l'appuye en le développant. Il n'eft pas douteux qu'il n'y ait de très-importantes remarques à faire dans la cure des plaies & des
ulcéres, fur la feule manière de pofer un
bandage contentif. Souvent on accufe d'o-
piniâtre & de rébelle à la cicatrice, telle plaie
la plus difpofée à guérir, tandis que cette

pré-

prétendue opiniatreté n'a ordinairement pour cause, que la méthode abusive d'appliquer la bande toujours d'un même sens. Si on observoit bien ce qui se passe alors, on verroit, que du côté sur lequel on appuye ordinairement les tours de bande, le bord de la plaie ou de l'ulcère est presque toujours égal au niveau des chairs, & que le bord opposé, étant pressé en sens contraire est toujours élevé, dur, & renversé. Cet inconvénient peut aisément se prévenir en observant de poser alternativement la bande en tout sens. Cette alternative est spécialement nécessaire dans le pansement des cautères autant pour prévenir le dérangement du corps étranger qui entretient l'ulcère, que pour en favoriser la suppuration.

Mais il ne suffit pas seulement de varier l'application de la bande; il faut mettre encore beaucoup d'attention dans l'ordre des compresses graduées. Si la moindre pression irrégulière sur des parties délicates & saines, peut produire des effets désagréables, pour peu qu'elle soit soutenue; que n'en résulterat-il pas , fi cette preffion a lieu fur des parties malades ?

Les nerfs , les artères & les veines ne font jamais comprimées impunément. L'engourdiffement, la douleur , l'inflammation, l'engorgement &c. font des effets prefque toujours inféparables d'une compreffion mal dirigée. On en verra quelques exemples , en parlant de fon abus & de fes inconvéniens , dans la feconde fection.

S'il eft queftion de tarir un finus ou clapier , les Chirurgiens méthodiques employent la charpie brute , ou le coton cardé , qu'ils entaffent avec ordre fur toute l'étendue de fon trajet. Ils ont grand foin d'en augmenter le volume fur le fond même du vide , & de le diminuer infenfiblement en approchant de l'orifice. Ils ont auffi l'attention de développer la bande de manière que, les circonvolutions couvrent d'abord le fond de préférence , & de porter toujours le globe du côté où il femble s'incliner.

Cette charpie ainfi placée avec art , eft

foutenue par des compreffes graduées, difpofées de façon a former un point d'appui fur
l'extrémité du cul de fac du clapier; les
tours de bande placés avec ordre font enfuite
tout le mérite de l'appareil. La difpofition graduée de ce bandage, doit être telle qu'il n'embraffe uniquement que la capacité du finus,
à quelques lignes prés.

Cette graduation a le double avantage
d'empêcher que les circonvolutions de la
bande, ne preffent trop les parties faines, &
ne retardent le mouvement des liqueurs ;
effet qui ne feroit pas fans certains inconvéniens, abftraction faite de l'accumulation du
pus ou d'une matière femblable, à laquelle
cette inattention donneroit infailliblement lieu.

Mais quelques intéreffantes que foient,
vraiement, ces précautions, il en eft d'autres
qui ne contribuent pas peu à l'efficacité de
la compreffion, & dont l'oubli ou la négligence en contrarieroient réellement les effets
falutaires. Ces précautions confiftent à pofer
le bandage compreffif à demeure ; ce qui
fuppofe qu'on ne doit le relever, que pour

le refferrer lorsque le befoin l'exige, ou lors
qu'il a fouffert quelques dérangemens ; bien
perfuadé que c'eft à un maintien durable
dans le contaƈt des parties divifées, que l'on
doit l'adhérence qui fait l'unique objet de
la cure.

La Pathologie chirurgicale s'explique fi
clairement fur le caraƈtère diftinƈtif des
finus & des fiftules, qu'on ne peut méconnoître la différence qui exifte entre ces deux
maladies.

La fiftule eft un ulcère dont l'entrée eft
étroite & le fond large, ce qui la diftingue
effentièllement du finus dont les dimenfions
font égales partout. Prefque tous ceux qui
ont voulu donner la définition des fiftules ;
ont admis la callofité pour le caraƈtère fpécial de l'ulcère fiftuleux. Les compilateurs
ignorans ont accrédité cette erreur ; & fans être
plus curieux de s'inftruire que ceux de qui
ils tenoient cette fauffe défcription, ils n'ont
pas héfité de la transmettre comme une chofe de faits. Il eft heureux pour ceux à qui
ils débitent de pareilles erreurs, avec cette

forte d'affurance qui perfonifie l'impéritie, de trouver dans les inftructions des praticiens éclairés, des moyens de fe prévenir contre de faux principes, qui les éloignent toujours plus de la vérité ; &c.

L'obfervation démontre que non feulement il y a des fiftules fans callofité ; mais que la plupart de celles où elle a lieu, ne doivent être confidérées que comme fiftules compliquées ; complication même à laquelle on ne doit aucun égard dans certains traitemens. La callofité n'eft à proprement parler qu'un acceffoire qui n'entre pour rien dans le caractère propre de la maladie. Il fuffit quelquefois de détruire les caufes particulières, qui donnent occafion aux fiftules pour les guérir radicalement. (*) ; & ce qu'il y a de vrai, c'eft que la callofité n'en fubfifte pas moins, quoique la confolidation des parois foit très-parfaite.

(*) Voyez cette diftinction parfaitement établie dans le Dictionnaire encyclopédique, aux mots finus & fiftules, (par M. Louis.)

Ces deux maladies , le finus & la fiftule,
ne diffèrent donc l'une de l'autre, que par
la configuration de leur cavité , puisque les
moyens curatifs font abfolument les mêmes. Mais à propos de ces moyens, il fe
préfente une queftion de faits ; on demande s'il eft abfolument néceffaire d'incifer
les finus ou les fiftules dans toute leur
étendue , pour les amener à une guérifon
plus folide & plus prompte?

Dans la perforation d'un finus excréteur,
on ne voit rien qui puiffe déterminer à l'incifion ni à la contr'ouverture , puifqu'il fuffit de rétablir le cours du fluide dans fon
propre canal & de lui fermer le paffage qu'il
s'étoit ouvert au dehors. Une incifion par
laquelle on ouvriroit le canal falivaire, que
je cite ici pour exemple, dans une certaine
étendue de fa direction , feroit plus propre
à aggraver le mal qu'à le guérir. Cette vérité fe fait trop bien fentir, pour qu'elle
puiffe laiffer fubfifter quelques doutes.

Mais avant de fe rendre aux moyens que
l'art indique comme la derniere reffource .

on effaye de comprimer l'ouverture fiftuleufe, de manière cependant à ne pas inter-
cepter le cours du fluide falivaire. Ce procédé a eu quelques fuccès lorsqu'il a été
employé avec intelligence. Si les exemples
de cures opérées par cette méthode ne font
pas répandus dans les auteurs, on ne doit
pas s'en prévaloir pour les révoquer en
doute.

Il eft très-poffible néanmoins que la maladie puiffe éluder la compreffion la plus méthodique; les faits qui dépofent contre elle
ne font que trop communs. C'eft même à
ce défaut de réuffite qu'on eft redevable
des différentes opérations imaginées à deffein
de fuppléer à fon infuffifance. L'hiftoire de
la Chirurgie fait mention de quelques fiftules falivaires guéries, en ouvrant la joue de
part en part & en cherchant dans cette opération à fe rapprocher de l'orifice naturel.
Ce procédé n'a fans doute eu lieu que parcequ'on ignoroit la poffibilité & la manière
de rétablir l'écoulement de cette humeur
par la bouche, en faifant paffer une efpéce de

féton dans le conduit falivaire, afin de le dilater, & pour fervir de filtre à la falive, jusqu'à
ce qu'il eut recouvré fon diamêtre & fa flexibilité ordinaires ; moyen fimple & cependant
très-ingénieux que fuggéra à Mr. Louis une
maladie femblable, & dont le fuccès répon-
dit à fes foins.

Mais dans le cas où une bleffure profonde auroit intéreffée l'orifice même de ce
canal, & où par évènement la cicatrice l'auroit entiérement effacé, les mêmes moyens
ne fauroient être applicables. On feroit forcé alors d'avoir recours à l'ouverture artificielle. Cette circonftance m'eft toujours
préfente. Il y a environ dix-huit ans qu'un
jeune homme reçut un coup de pied de
cheval qui lui fraĉtura la machoire inférieure,
& déchira tous les mufcles de la joue du côté gauche. L'orifice du conduit falivaire fut
détruit ou peut-être confondu dans la cicatrice de cette grande plaie. On ne pouvoit
pas efpérer que la falive reprendroit jamais
fon cours naturel, puisque l'orifice du canal n'exiftoit plus. Feu Mr. CHARVE,

chirurgien de réputation à Dôle, perça la joue de part en part, vis-à-vis, & tout près de l'extrémité de la portion du canal conservé, & y paſſa de ſuite un petit ſéton. La cure, quoique heureuſe, fut très-longue.

J'ai obſervé pendant le cours de cette maladie, que la compreſſion n'eſt point inutile. On pourroit reprocher à Mr. CHARVE de l'avoir négligée pendant les quatre premiers mois. Il eſt ſûr qu'elle ſoutient le petit appareil que l'on oppoſe à la ſortie de la ſalive par la plaie, & qu'elle contribue à former l'ouverture artificielle, en maintenant le ſéton en place.

Les fiſtules qui ſont entretenues par la préſence des corps étrangers n'attendent leur guériſon que de l'extraction (*) ou du départ ſpontané de ces mêmes corps, ou de leur décompoſition, s'ils en ſont ſuſceptibles.

Cette extraction ne peut avoir lieu qu'en

(*) Les fiſtules ſalivaires de la machoire inférieure, occaſionnées par la carie d'une dent, cedent communément à ſon extraction complete.

incifant fur la fiftule, ou en pratiquant une contr'ouverture dans le lieu le plus convenable. Plus le corps étranger aura été enfoncé profondément, plus la difficulté de l'extraire fera grande, & plus le dégat fait dans les chairs fera difficile à réparer.

Sans avoir l'intention de réunir toutes les caufes qui peuvent donner occafion aux fiftules, en une feule; on peut cependant faire une remarqne générale, applicable au principe de ces maladies. Dans ce premier moment, il n'eft encore queftion, & cela doit fe préfumer, que d'un fimple vide formé par la défunion & la déftruction d'une certaine quantité de cellules, dont la matière purulente infiltrée a rompu l'enfemble. Jufqu'ici les parois celluleufes ne doivent donc être qu'impregnées de pus, fans autre complication, ni fans autre accident. L'art peut, par conféquent, réparer ingénieufement ce défordre, en réveillant l'action languiffante des vaiffeaux qui vont s'y décharger, & en les maintenant rapprochés par une pref-fion permanente qui les difpofe à la réunion;

& c'eſt ce qui arrive. Les parois des clapiers, preſſées par une force modérée adhérent les unes aux autres, & la cicatrice interne : au moyen de laquelle ces parois ſe
réuniſſent, eſt d'autant plus ſolide que la
compreſſion a été méthodique & durable.

Tout ce qui tend à rapprocher les cellules ulcérées, & à les contenir exactement,
ne contribue pas ſeulement à défendre l'entrée à un nouveau pus, dans les cellules
ſaines ; mais il ſollicite encore, par une forte
d'expreſſion, l'expulſion de celui qui pourroit s'y être amaſſé. Il imprime aux ſolides une force capable de réſiſter à une in-
vaſion nouvelle, & concoure en même
temps à donner la conſiſtance néceſſaire aux
ſucs, que la nature emploie pour la conglu-
tination.

Cette propriété, particuliere à la compreſſion, s'étend ſur les plaies & ulcères qui
ſont abreuvés par ſimple imbibition du tiſſu
cellulaire environnant. Ce que les topiques
ne peuvent pas opérer dans cette circonſtance, la compreſſion le fait, pour ainſi dire,

feule. Les emplâtres, les onguens, les beaumes, les poudres abforbantes &c. qui poffédent au plus haut dégré la vertu déffi- cative, font toujours impuiffans ou prefque toujours, parcequ'ils n'agiffent uniquement que fur la bouche des vaiffeaux, & qu'il eft difficile qu'ils puiffent pénêtrer à travers la porofité des folides, pour les toucher de ma- nière à les refferrer, & à les mettre en gar- de contre l'affluence furabondante des fluides qui les arrofent, & les baignent continuelle- ment.

Un bandage compreffif qui enveloppe tout le membre malade, rétrecit les loges du tiffu celluleux, en exprime le fuperflu de la partie féreufe & limphatique, foutient & releve peu à peu la force ofcillatoire des vaiffeaux de différens genres, & leur impri- me une énergie capable de ne fournir dé- formais que des fucs bien digérés, & pro- pres à la cicatrifation. Les fuccès que la compreffion a eue entre les mains de THE- DEN, dans la cure des ulcères anciens des extrémités inférieures avec complication de varices, & de la connoiſſance desquels les françois ſont redevables au zèle de Mr. CHATROUX, Chirurgien Major du Régiment de Neuſthie, ſont autant de témoignages acquis en faveur de la doctrine que nous cherchons, ſinon à établir, au moins à faire revivre.

Lorsque les ulcères fiſtuleux ſont invétérés & compliqués de calloſité; on eſt autoriſé à ſoupçonner l'exiſtence d'un vice particulier qui étend ſes propriétés. L'activité ou la lenteur de ſa marche ne peuvent donner que des indications très équivoques ſur ſa nature. Heureuſement que chaque affection maladive porte une empreinte différente, ſur laquelle les chirurgiens exercés ſe trompent rarement. Mais quelque ſoit le caractère de ce vice, il eſt preſcrit, qu'avant de tenter aucun moyen extérieur pour fondre les calloſités, on doit en purger les humeurs. Toutes ces attentions vraiment dignes de l'homme de l'art, n'intéreſſent que les cas où l'on auroit une certitude parfaite des cauſes internes de la calloſité. Cet accessoire, ce supplément à la maladie, si l'on veut, ne peut pas être cependant considéré dans tous les temps, comme un signe de l'infection des humeurs. L'impreffion d'un air froid ou mal sain, le tamponage, ou l'application indifcrete des topiques irritans fur la plaie, ont fouvent donné lieu à de femblables évênemens, que de légéres mouchetures, l'ufage des cataplâmes & emplâtres émolliens ont diffippés fans retour. On a même vu plus d'une fois que la fiftule quoique bien guérie, la callofité a fubfiftée, & ne s'eft diffoute que longtems après ; preuve certaine qu'elle étoit indépendante de l'impreffion vicicufe des humeurs, de laquelle on fe feroit cru autorifé d'accufer l'ulcère.

Pour s'affurer plus pofitivement de l'état des parois fiftuleufes, il faut avoir recours à l'infpection de la matiére qui découle du vide. Un pus blanc & épais n'annonce jamais que le trajet de la fiftule foit calleux, & une matiére féreufe, au contraire, le décèle prefque toujours. L'ufage de la fonde ou du ftylet, au moyen du quel on cotoye

les parois en l'introduifant, & en le reti-
rant fucceffivement avec douceur, rapporte
au tact, la différence qu'il y a entre celles
qui font liffes, & celles qui font inégales.
Ce fimple procédé a été l'époque de plus
d'une cure qui avoient déja couté beaucoup de foins. Le hazard a peut-être plus
de mérite dans cette découverte, que la
fcience.

Dans le cas où l'épaiffeur des parois, ou
leur callofité, feroit obftacle à l'effet de
la compreffion, on la fait précéder de quelques injections appropriées à la nature de
l'ulcère, & de fomentations émollientes.
Les fignes qui indiqueront le temps de
ceffer les injections, font ceux qui en
faifant connoître la difpofition des parties,
par le changement avantageux qu'aura éprouvé la fuppuration, feront appercevoir une
légére phlogofe accompagnée d'un fentiment
de douleur le long du trajet fiftuleux, qui
jufques-là avoit été infenfible.

L'habitude de relever les bandages compreffifs à chaque panfement pour porter les

injections dans l'étendue de l'ulcère fistuleux
n'eft pas à imiter. Outre que le déplacement
de l'appareil peut contribuer à un mal réel,
l'orsqu'il eft fait fans l'accord de toutes les
précautions néceffaires ; les avantages que
l'on peut tirer des injections font malheureufement confondus avec les inconvéniens,
par les chirurgiens de routine.

Tout fluide lancé , même avec la plus
grande douceur dans un vide quelconque,
ne peut pénêtrer jufqu'au lieu où l'on a
deffein de le porter , qu'en s'ouvrant un
paffage à travers les parties qui ont une certaine tendance à fe rapprocher. Or , il eft
impoffible que ce fluide injecté fans autre
confidération que celle d'entrainer la matière
contenue dans ce vide, ne fouleve les parois,
ne rompe & ne détruife toutes les difpofitions à l'adhérence ; réfultats diamétralement oppofés aux vues du chirurgien qui
fe perfuade que les injections font d'autant
plus néceffaires qu'elles ont la propriété de
porter le rémede fur l'étendue du mal.
Cette croyance fait illufion à bien du monde,

&

& le malheur à cela, eft que ceux qui font imbus de cette erreur ne s'en départent pas aifément ; tant il eft vrai qu'ils font convaincus de l'excellence de leur opinion.

Outre les inconvéniens attachés à l'ufage non méthodique des injections, on peut les rendre très-malfaifantes encore, par l'in-attention avec laquelle on les dirige. La froideur ou le dégré de chaleur trop confi-dérable qu'on leur communique, peuvent beaucoup nuire par leur incompatibilité avec les parties malades ; (*) nouvel incon-vénient qui eft néceffairement fuivi d'un autre non moins fâcheux. Il eft affés rare aufli que les chirurgiens peu exercés à la pratique, conçoivent combien il importe

____

(*) Le mémoire que l'académie royale de Chirurgie a couronné en 1758, réunit tout ce qu'il eft poffible de dire, tant fur les avantages & les inconvéniens des injections, que fur les régles à obferver dans leur ufage. La feule chofe à défirer, feroit que l'auteur de ce favant mémoire fe fut fpécialement expliqué fur la manière d'adminiftrer ces remédes, en appliquant la régle à des cas particuliers. Les mémoires de l'académie ne pouvant pas être entre

C

de proportionner la quantité du fluide à l'étendue du canal qui doit le recevoir. Quelle que foit la capacité de la feringue, ils la rempliffent, & pouffent le pifton jufqu'à la dernière goutte, fans égard pour les précautions qui doivent entrer de n oitié, dans les avantages qu'on fe propofe de recueillir de ces injections.

J'ai vu plus d'une fois quelquesuns de ces chirurgiens redoubler d'effort & d'activité, dans la vue d'inftiller les médicamens jufqu'à l'extrémité du finus, perfuadés que l'opération par laquelle on n'y auroit pas atteint, devoit être imparfaite. Cette erreur en effet, ne peut fe fuppofer que de la part des gens peu intelligents ; mais les règles qui préfcrivent l'ufage

---

les mains de la plupart des éléves en Chirurgie, on ne pourra pas nous favoir mauvais gré d'avoir faifi l'occafion, de leur faire fentir, combien ce moyen utile, les injeçtions, exige d'attention dans fon ufage. Les principaux objets qui font la bafe de la petite digreffion dans laquelle nous fommes entrés à cet égard, ne font point exagérés. On n'y répéte que ce que l'on voit chaque jour. Les perfonnes inftruites que la curiofité engageroit à lire cette

des injections, inftruifent- elles fur la manière
de les faire? tous les cas où elles font indiquées,
font- ils tellement les mêmes que la méthode
ne puiffe varier ? outre que le dégré de
chaleur communiqué à l'injection doit toujours être analogue au genre de maladies &
à la délicateffe des parties que l'on injecte ;
n'eft-il pas des circonftances qui éxigent que
ces remèdes foyent dirigés tantôt avec la
plus grande douceur, & tantôt avec une
certaine force ? n'en eft-il pas auffi, où il eft
à propos que l'injection féjourne plus ou
moins longtemps, & d'autres où il fuffit
qu'elle parcoure l'étendue du vide & le
balaye, pour entraîner avec .elle les matières dont la préfence feroit manifeftement
une fource de douleurs? &c. &c. ces particularités ont toutes des rapports avec les différens états de maladies pour lefquelles on

----

differtation trouveront fans doute, ces explications inutiles
& peut être même ridicules ; mais j'aime à croire cependant
qu'elles feront une impreffion avantageufe fur les jeunes
praticiens.

C 2

emploie les injections. Mais affés généralement, lorsqu'on injecte les ulcéres fiftuleux, on n'a guére d'autre intention que
celle de préparer les folides à la réunion ;
foit que la nature l'opére enfuite d'elle même,
me, foit qu'on cherche à la procurer par
la compreffion. Les fignes qui indiquent
cette réunion commençante profcrivent les
injections, & dés que la compreffion a lieu,
elles ne font également plus admiffibles.

Un préjugé qui tient encore fortement à la
cure des ulcéres fiftuleux, eft celui de croire
qu'ils ne peuvent fe cicatrifer folidement,
s'ils n'ont été parfaitement détergés.

L'expérience & l'obfervation de tous les
jours fuffifent pour défabufer ceux qui fou-
tiendroient cette opinion. Eft il rien de plus
commun de voir des parties contracter mu-
tuellement des adhérences, par leur fimple
contact, quoiqu'elles fuffent encore dans un
état de maladie qui ne fuppofe pas leur déterfion ? La propriété des remèdes déterfifs
ne confifte qu'à augmenter l'action des vaiffeaux fibreux affectés d'engorgement. Mais

fi cette action eft fuffifante, la réunion fe fera infailliblement fans le concours de ces topiques, quoique les fucs conglutinans n'ayent pas toutes les qualités requifes. La compreffion méthodique peut d'ailleurs remplir efficacement la même indication que les déterfifs, puis qu'elle produit les mêmes effets; on en excepte cependant la flétriffure ou la callofité des parois fiftuleufes, occafionnées par l'infection vicieufe putride &c. des fluides, qui abreuvent le tiffu cellulaire. Je ne m'arrêterai pas à donner des preuves de l'inutilité de cette parfaite déterfion, pour la cure radicale de ces maladies. La pratique journaliere abonde de faits qui juftifient mon affertion.

Les plaies récentes, fimples, contufes, & même compliquées de fractures d'os, ne préfentent-elles pas chaque jour des exemples de réunion folide, au bout de très-peu de temps, quoiqu'elles n'ayent pas été détergées? il eft dit que GARENGEOT trouva un lambeau folidement réuni, le quatriéme jour après une amputation, c'eft-

à-dire à la lévée du premier appareil. Il n'en
eſt pas des parties qui ſe réuniſſent entre
elles, comme des plaies extérieures, dont la
perte de ſubſtance ne peut être réparée que
par une cicatrice, laquelle n'a effectivement
lieu, qu'enſuite d'un dégorgement ſuffiſant
des vaiſſeaux qui aboutiſſent à la plaie. Cette
différence éſſentielle ne ſauroit être méconnue.   La néceſſité d'une parfaite déterſion
des parois fiſtuleuſes, pour en obtenir la réunion, eſt donc une de ces erreurs vulgaires
que l'obſervation détruit peu à peu ; & c'eſt
à la clairvoyance des praticiens qu'on en eſt
redevable.

Il n'y a à proprement parler que la calloſité qui puiſſe faire obſtacle à l'oblitération
des fiſtules : on emploie alors les médicamens
irrittans ſous la forme d'injections. L'aegyptiac diſſout dans un véhicule convenable eſt le remède le plus efficace. Paré
s'en eſt ſervi avec le plus grand ſuccès en pareil cas ; mais on ne peut pas s'attendre que ces remèdes opérent utilement
ſans le concours de la compreſſion ; il n'eſt

qu'un temps pour faire ufage de ce moyen avec efpoir de fuccès, paffé lequel on ne doit plus y avoir grande confiance. Les injections ftimulantes dans lefquelles on ajoute l'eau de vie, produifent fouvent des effets fort oppofés à ceux que l'on s'en promet. Elles augmentent la dureté des parois, & rétreciffent le canal, au point quelquefois de le rendre cartilagineux. Je ne m'en permets qu'un exemple.

Un foldat d'infanterie, dont le nom du régiment m'eft échappé, vint en 1771 à l'hôpital militaire de Dôle, pour fe faire traiter d'une fiftule du fcrotum qu'il portoit depuis environ dixhuit mois. L'abfcès qui l'avoit précédée étoit la fuite d'une contufion. Cette fiftule étoit complette; fon ouverture fupérieure fe trouvoit placée à trois ou quatre lignes du raphé. Ce finus étroit fe terminoit inférieurement à la partie la plus déclive du fcrotum dans une direction droite. Cette dernière ouverture étoit un refte de la contr'incifion faite avec projet de guérir la fiftule du haut, dans laquelle on

C 4

avoit infructueufement injecté des décoctions amères, animées d'efprit de vin, &
l'efprit de vin pur.

L'écoulement n'étoit pas confidérable, à
la vérité; mais en revanche fa limpidité me
faifoit craindre qu'il ne fut urineux. Le trajet de ce finus étoit fi calleux qu'on découvroit à l'oeil comme au doigt, la dureté des
parois. Je l'incifai du haut en bas, & quoique le biftouri du quel je me fervis pour
cette opération, fut très tranchant, je ne pus
en venir à bout qu'en quatre tentatives
différentes. Les fuppuratifs animés en-
flammerent enfuite modérément la plaie,
la fuppuration détacha peu à peu la furface
endurcie de la paroi calleufe, & la cure fut
auffi folide que prompte. Cette guérifon opé-
rée par ce genre de topiques ftimulants, m'en
fuggéra l'ufage dans d'autres circonftances, où
il y avoit lieu d'efpérer qu'ils réuffiroient également.

Le nommé Aigrot bas-officier d'in-
valides, étoit fous mes foins dans le
même hôpital, pour une fracture com-

pliquée de la jambe droite, partie inférieure. J'accélérai, autant qu'il me fut possible, la chûte de la portion d'os dénudée. Mais la plaie étant sur le point de se cicatriser, il survint tout à coup un engorgement universel à toute la jambe ; engorgement qui fut suivi, douze heures après, d'une effusion de pus qui inonda l'appareil, (*) sans que le malade eut éprouvé autre chose, qu'une espèce d'engourdissement dans la jambe, & que le pouls fut le moins du monde ébranlé.

Chaque jour on découvroit de nouvelles collections purulentes. Malgré cela les ouvertures faites à deffein d'évacuer le pus, guériffoient affés promptement. La plaie ancienne dont la cicatrice s'étoit rompue, marquoit plus de réfiftance : cela devoit être ; attendu qu'elle étoit conftamment abreuvée d'une quantité de matière qui ti-

***

(*) On fe propofe de donner ailleurs l'explication de ce phénomene.

roit fa fource de fort loin. Je faifis l'idée de la compreffion, préférablement à la controuverture qui préfageoit de grands inconvéniens. C'étoient moins les parties, qu'il importoit de refpecter dans cette opérat on, qui infpiroient de la répugnance à la faire, que la difficulté de porter les remédes convenables dans la plaie, dont la fituation auroit plufieurs fois par jour expofé le malade à des ébranlemens plus meurtriers, fans contredit, que les panfemens qui y auroient donné occafion, auroient pu être falutaires.

Mais, avant d'employer cette compreffion, il s'agiffoit d'exciter dans toute l'étendue de ce finus, qu'une fanie *malévolente* rendoit fufpect, une forte d'énergie qui difpofât les parois à la cohérence. L'aegyptiac diffout dans une décoction de Kina, injecté fans ménagement jufqu'au fond de l'ulcère, fembloit répondre, mieux que tous autres remèdes, à l'indication.

Je ceffai les injections dès que le malade éprouva de la fenfibilité dans le trajet de ce finus. Pour tirer de la compreffion tout l'avantage que j'en efpérois , je fis fituer ce bleffé de manière qu'étant affis fur le bord de fon lit, les deux pieds pofoient fur un efcabeau. C'eft dans cette attitude que j'appliquai le bandage expulfif : il y reftoit auffi longtemps qu'il lui étoit poffible , c'eft-à-dire, qu'il ne fe couchoit jamais que pour raifon de déláffement.

Ce procédé eut les plus heureux effets : la plaie fe déffécha fucceffivement, & la ci_ catrice fut parfaite le feizieme jour.

C'eft ainfi que je parvins à tarir une plaie fiftuleufe fituée à la face interne du poignet de Mr. *** ex-grand-montain, plaie qui avoit été faite à deffein de prévenir de plus grands maux.

Ce moine voulant arrêter une fenêtre que l'air chaffoit avec force ; l'extrémité de fes doigts fe trouva tellement ferrée entre les panneaux, que les phalanges furent brifées.

Cet accident lui arriva à la campagne, & lorfqu'il fe fit transporter à la ville, les doigts étoient gangrenés & on diftinguoit une col- lection de pus fur le quaré pronateur. Je l'orvris; mais la matière s'étoit déja portée le long du ligament interosseux, presque jusqu'au pli du bras. Quoique les motifs, pour éviter la contr'ouverture, ne fussent pas tout à fait les mêmes que dans le cas précédent, je crûs qu'il convenoit, avant d'en venir à cet extrême, de tenter la compression. Après avoir réchauffé le vide par une injection d'ae-gyptiac diffout, je posai le bandage expul-fif avec les précautions qu'exigeoit le fiége de la maladie, en donnant à la partie une fituation favorable & permanente. L'éve-nement en fut heureux; dés le troifieme jour il n'y fortit plus une feule goutte de pus. La plaie du poignet entretenue par une canule de plomb, de laquelle on re-tranchoit peu à peu la longueur, fut cica-trifée dans très peu de temps.

Si ces deux obfervations démontrent ma-nifeftement l'utilité de la compreffion; elles font voir auffi que la vraie méthode de l'em-ployer avec fruit, confifte éffentiellement dans la manière de fituer la partie avant d'appliquer l'appareil, & que par conféquent la compreſſion & la ſituation ſont inſéparables.

Pourquoi la compreſſion conſidérée comme une reſſource ſalutaire dans des cas auſſi graves, ne réuſſiroit-elle pas également, dans des circonſtances moins délicates ? & pourquoi encore faire valoir les raiſons de préférence qui déterminent à la contr'ouverture, au préjudice des bons effets de la compreſſion, au moyen desquels on peut l'éviter, lorſqu'elle eſt faite avec diſcernement & méthode (*) ?

Quoique nôtre intention ne ſoit pas de nous étendre au delà de l'utilité de la compreſſion dans la cure des ulcères fiſtuleux ; nous ne pouvons guère nous diſpenſer de faire connoître les propriétés, dans celle des ulcères ſimples ; puisque cette compreſſion employée avec certaines modifications, con-

---

(*) Ce terme *Méthode* eſt plus commun dans le ſtyle que dans la pratique. La méthode ſuppoſe un certain ordre dans la manière de faire, qui tient toujours à des principes ſans la parfaite connoiſſance desquels on ne peut agir méthodiquement.

tribue manifestement à en accélérer la guérison.

La plupart des ulcères qui affectent les extrémités inférieures , & dont le sort est de
passer aux yeux de quelquesuns pour incu-
rables, ou d'un traitement long & pénible,
ont souvent reçu les secours les plus efficaces
d'un appareil compressif méthodique , dirigé
d'après les connoissances anatomiques. Les frictions sèches & chaudes & même spiritueuses
qu'on emploie dans l'intention d'y rappeller
le ton & la chaleur, sont incapables d'y rame-
ner l'énergie perdue, si l'on n'a l'attention de
les resserrer & de les contenir par une compression circulaire qui s'étend au delà du
point ulcéré.

La végétation des chairs dans une plaie
ou un ulcère, est autant l'effet de la foiblesse
organique des fibres, que du vice des liqueurs
qui y abordent.   L'usage de la pierre infernale, de l'alun calciné, & d'autres ingrédiens
qu'on fait servir à les réprimer, n'ont qu'un
effet instantané peu capable de les soumettre.
Les legers escarotiques bornent leur action

à la furface des chairs, & n'en détruifent que
la couche fuperficielle. Il n'eft pas en eux
de pouvoir les pénêtrer affés, pour rappeller
dans les vaiffeaux affoiblis cette énergie qui
doit difpofer les fluides à prendre cette forte de confiftance néceffaire au développement d'une cicatrice folide ; la charpie fè-
che peut opérer plus utilement lorfqu'elle
eft contenue fur la plaie, au moyen d'un
appareil légèrement compreffif. Encore cette preffion, quelque modérée qu'elle foit, ne
doit-elle pas avoir fon principe immédiatement fur l'ulcération : il eft très-effentiel de
placer les premiers tours de bande, plufieurs
travers de doigts au deffous. Ces premieres
circonvolutions doivent être convenablement
ferrées, & le dégré de force qu'on y emploie,
indique celui qu'il convient d'y mettre, en
dirigeant le globe fur l'ulcère. Cette compreffion ne peut être falutaire, qu'autant que
l'on obferve attentivement cette régle, chaque fois que l'on renouvelle l'appareil. Il
n'y a qu'une fuppuration exceffive qui
puiffe déterminer à multiplier les panfemens,

dans la révolution de vingt quatre heures.

La charpie ainſi contenue, abſorbe l'humidité excédente, fortifie les vaiſſeaux, les maintient dans des juſtes bornes, & ſupplée en même temps au défaut des tégumens communs. Cette abſorption combinée avec les effets de la compreſſion, ſont les agens les plus puiſſans de la cicatriſation, & les ſeuls moyens de la rendre parfaite.

Un détail ſur les avantages de la compreſſion rélativement à la cure de l'hémorragie feroit à peu près inutile ici. Il eſt tres peu de chirurgiens qui n'en connoiſſent & la néceſſité & le prix. Perſonne ne doute que les topiques antihémorragiques, même les plus puiſſans, n'auroient ſouvent qu'une vertu très-imparfaite, s'ils n'étoient étayés de la compreſſion. Il eſt queſtion de ſavoir ſeulement, ſi dans tous les cas d'hémorragie, la compreſſion doit toujours être appliquée directement, ſur l'ouverture de l'artère, & s'il ſuffit qu'elle ſoit graduée ſelon les régles preſcrites, pour remplir l'indication.

Lorſque l'artère ouverte avoiſine les os,

&

& qu'il n'y a nul inconvénient à les faire fervir de point d'appui aux machines compreffives , la compreffion ne peut manquer d'avoir du fuccès. Mais lorsque cette artère, au contraire, eft confondue dans une maffe de chairs, la compreffion purement locale eft fouvent infuffifante. Il faut pour être utile, qu'elle embraffe néceffairement le trajet de cette artère, afin d'en rétrécir & le diamêtre & la capacité, de diminuer le volume du fang qui la parcoure, de modérer & d'affoiblir fon action. Les praticiens intelligens ont même la plus grande attention de placer cette compreffion auxiliaire, avant celle qui doit être immédiatement pofée fur l'ouverture de l'artère.

L'opération de la nature dans la formation du cal dont l'étendue & le volume peuvent être foumis à la compreffion, a fait naître des occafions de fe fervir utilement de ce moyen, dans les maladies qui dépendent de la foibleffe organique des parties dures, ou de leur ramolliffement. Les machines imaginées pour redreffer les membres

& le corps des Rikais ont eu des fuccès dignes de l'approbation des gens de l'art, & de la reconnoiffance de ceux auxquels ils ont été utiles. Et tout confidéré, ils n'en font redevables qu'à la compreffion. Il eft vrai que les fituations variées qui concourrent avec elle en plufieurs circonftances, partagent communément l'honneur de la cure. Les effets heureux qui réfultent de la compreffion, dans le redreffement des os déformés, préviennent pour ce procédé dans la cure de leur réintégration; lorfque par évênement ils ont été rompus en totalité ou en partie.

Ce nouveau genre d'offiffication préfente certains phénoménes qui n'ont pas lieu dans l'enfemble du travail admirable de la nature, pour donner plus de folidité à quelques parties, plutôt qu'à d'autres. Ce travail eft uniforme, il s'étend fur tout ce qui eft deftiné à prendre une confiftance offeufe. Mais ici, on ne doit le confidérer que comme la fuite d'une affection locale à laquelle la nature remédie par le concours de plufieurs parties inorganiques, qui entrent dans

la ftructure des os. Quelques réunies que
foient les pièces offeufes fracturées , elles ne
font point à l'abri d'une inflammation plus
ou moins grande, à laquelle fuccéde un épanchement de fucs préparés par les vaiffeaux
qui fe perdent dans la fubftance de l'os. Ces
vaiffeaux dont l'action eft borné, puifqu'ils
ne font foumis que très - indirectement à
celle des parties voifines, difpofent les fluides
qui y circulent, à l'épaiffiffement. C'eft ainfi
que les molécules terreufes dépofées d'abord
fous la forme d'un fluide gluant, fufceptible
de prendre de la confiftance, fe rapprochent
peu à peu , s'épaiffiffent, & finiffent par acquérir de la folidité, à mefure que la diffipation de la partie la plus fluide des fucs
conglutinans , a lieu.

Un appareil défectueux, une fituation
vicieufe, l'indocilité du malade, fa conftitution, fon âge, fa manière de vivre &c.
peuvent contribuer à la difformité du cal;
difformité que l'on peut éviter & corriger par une compreffion méthodique. On
l'évite en plaçant le membre fracturé dans

une situation commode, & en soutenant les extrémités rompues par un bandage convenablement serré. Ces attentions sont toujours suivies de succès, à moins que le malade ne s'obstine à se soustraire à l'attitude, ou à la situation particuliére que nécessite le membre fracturé, & aux différens moyens utiles que l'art lui propose. La mauvaise conformation du cal n'est pas aussi facile à corriger. Ce n'est guére que dans le principe de sa formation, lorsque la substance en est encore molle, qu'il est possible d'y remédier.

Dans l'enfance, dans l'âge adulte, & dans les complexions grasses & humides, les sucs sont toujours très-abondans. Si l'on n'a pas soin, dès le premier instant où la matiére calleuse commence à s'épancher, de comprimer médiocrement le lieu fracturé, & la totalité du membre ; il est à craindre que les fluides portés avec excès, à l'extrémité des fibres rompues, ne s'épanchent bien au delà des bornes ordinaires. C'est à cette surabondance de sucs inégalement entassés qu'on

doit attribuer la difformité, & non à la faillie
fuppofée de l'os, que l'on accufe de n'avoir
pas été réduit. La claudication qui furvient à
la fuite des fractures des extrémités, n'eft
donc pas toujours l'effet du vice de la réduction des parties offeufes ; ainfi que la plus
part des gens fe le perfuadent. Cet événe-
ment, auquel il eft très-difficile de porter
remède, dépend fouvent du volume extraordinaire du cal & de fon irrégularité ;
affection locale qui molefte les mufcles,
change la direction de leur fibres, affoiblit
fucceffivement en elles une de leur principale propriété, la contraction; ou finon,
la rend extrêmement laborieufe.

Envain me reprocheroit-on de n'avoir
pas parlé avec affés d'étendue des différentes
particularités fous lefquelles j'ai envifagé la
compreffion, comme utile, néceffaire & in_
difpenfable. Je crois avoir fuffifamment fait
fentir fes propriétés, pour mettre les élèves à
même d'en faire une application raifonnée
dans l'exercice de l'art; foit que les circonftances la faffent regarder comme purement

prophilactique , foit qu'on l'admette comme curative auxiliaire, ou déterminée.

Convaincu que l'avantage dont la compreffion eft fufceptible en chirurgie , confifte dans la méthode de l'employer, je me fuis fpécialement attaché à décrire la manière d'appliquer les bandages compreffifs, & à faire connoître les attentions que l'ufage de ce moyen exige néceffairement , pour être falutaire.

L'énumération des cas où ce procédé peut être utile ou nuifible, auroit infailliblement jetté de la confufion dans cet expofé ; c'eft pourquoi je me fuis difpenfé de multiplier les faits. La fcience de la régle eft la premiere chofe qu'il importe de connoître. Il n'en eft pas demême des cas où cette même régle eft applicable ; ils demandent des connoiffances particulières qui ne s'acquiérent que par l'exercice, & le temps.

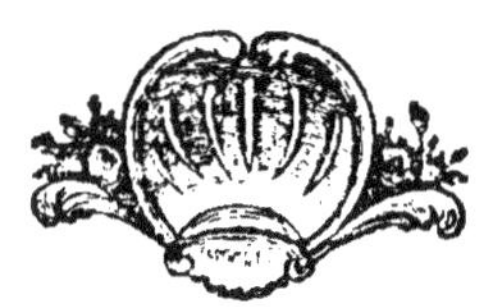

SECTION SECONDE,

DES INCONVÉNIENS ET DE L'ABUS

DE LA

COMPRESSION.

APRÈS ce que l'on vient de dire de l'utilité de la compreſſion , il feroit difficile de croire qu'elle put jamais être nuiſible. Cependant ſi l'on conſidére ſes effets rélativement à l'état ſain , il eſt bien démontré qu'elle peut être la ſource de pluſieurs maux.

Il ſuffit de vivre parmi les hommes avec des connoiſſances ordinaires, pour être convaincu de cette vérité. L'origine des vices de conformation qui ſuccédent à la naiſſance, tient à des uſages erronés deſquels on a ſans doute reconnu trop tard l'abus. Les maillots & les corps de baleine que l'on emploie dans les premiers âges, avec inten-

D 4

tion de prévenir les vices de conformation ;
ont donné lieu à d'étranges effets, fur la caufe defquels il eft impoffible de fe faire illufion.   L'habitude des habits, des chapeaux,
des fouliers trop étroits, occafionne fouvent
des maladies locales, dont le fiége & la nature ne laiffent nulle équivoque fur la caufe.
L'ufage établi & généralement adopté dans
la plupart des troupes françoifes, de faire
porter aux foldats des vêtemens que l'on fe
pique d'adapter avec trop de juftcffe à la
forme des parties qu'ils couvrent, font fouvent une occafion à des maladies dont le
genre ne varie jamais.   Une chofe digne de
remarque chés la plus grande partie des militaires de la derniere claffe, eft l'engorgement des glandes du col, & de la machoire inférieure, ainfi que les maladies des yeux
qui confiftent pour l'ordinaire dans des ophtalmies fêches ou humides.

Toutes confidérations particuliéres excep-
tées, on ne peut en imputer la caufe qu'à la
force avec laquelle on exige que leurs cols
foient ferrés, fous prétexte de leur colorer

le vifage , & de leur prêter un regard plus vif. Mais cette illufion à laquelle on fait fervir forcément la nature, n'eft pas fans inconvénient. Les diverfes affections qui en réfultent, quoique moins regardées comme des maladies réelles, que comme des infirmités légères , peuvent devenir la fource de plufieurs accidens facheux. J'ai vu des foldats fe plaindre de douleurs aux extrêmités inférieures, caufées par l'étroiteffe feule des canons de leur culotte. Il n'y a pas long-temps qu'il s'en préfenta deux à l'hôpital pour femblables maladies, & auxquels il a fuffit de faire garder le lit pendant quelques jours pour les guérir. Celui qui fait que des fouliers étroits engendrent des cors aux pieds, n'a pas de peine à concevoir, que les compreffions même les plus légères , fur quelques parties du corps indiftinctement, puiffent déterminer à la longue des engorgemens locaux. Je connois particulièrement une perfonne qui porte depuis plufieurs années une petite tumeur dure & indolente, fur la partie latérale droite du coronal, qu'il attribue, avec connoiſſance de caufe, à un chapeau dont la forme étoit trop étroite.

Le chapitre des évênemens contient plus d'un fait, qui prouve qu'une compreſ-fion foutenue, fans produire autre chofe qu'une fenfation peu incommode, a pu par la fuite, donner lieu à des maladies mortel-les. J'ai vu le Sr. M*** tailleur d'ha-bits périr d'une tumeur énorme, d'un cara-ctere tout particulier, fituée à la cuiſſe gau-che, dont il imputoit la caufe à un couteau qu'il portoit habituellement dans la poche de fa culotte, & que la fituation conftante dans la manière d'être affis fur fon établi, (fituation à laquelle l'ufage plus que la né-ceffité affujettit journellement les gens de ce métier) tenoit toujours preffé contre la cuiſſe.

N'eft-ce pas auffi à la compreſſion faite par une cuiraffe, que des proportions irré-gulières rendoient feulement incommode, que l'on a raifonnablement attribué l'origine de cette tumeur lipomateufe qui a caufé la mort à Mr. le Marquis de C****, après de longues & de cruelles fouffrances ? Mais à quoi bon réunir tant de preuves pour démontrer la poſſibilité d'un fait, que ſans doute l'on ne conteſtera pas! n'en eſt-ce pas aſſés pour fixer l'attention des jeunes chirurgiens dans la manière d'appliquer méthodiquement les bandages compreſſifs, & les prévenir contre leur abus !

Si le vrai mérite de la compreſſion conſiſte dans l'uſage raiſonné qu'on en fait ; ſi ſon application doit neceſſairement varier à raiſon des circonſtances ; il faut par-conféquent autant de connoiſſances que de ſagacité pour l'employer avec ſuccès. En-vain ſe propoſeroit-on d'établir des régles pour chaque cas particulier; il feroit impoſſible malgré cela, d'en prévenir l'abus. Les exemples font mille fois plus d'impreſſion que les préceptes; mais c'eſt dans le ſens malheureux qu'il faut les prendre, ces exemples, pour eſpérer de parvenir à mettre un frein à l'ignorance. Le public qui penſeroit mal d'un art auſſi ſalutaire que celui de la chirurgie, parceque ceux qui l'exercent ne réuniſſent

pas tous, les mêmes succès ; feroit tort à fes
lumières & à fon difcernement. Elle eft une la
chirurgie ; la variété de fes effets dans des circonftances quoique parfaitement femblables,
ne dépend point d'elle, mais des perfonnes
qui la pratiquent avec des connoiffances fouvent inférieures à celles qui font néceffaires
pour fe rendre digne de l'exercer avec honneur. Il ne faut donc pas être furpris, s'il
y a journellement tant d'erreurs à corriger,
& fi malgré les progrès que cet art fait vers
la perfection, on ne peut pas parvenir à réprimer tous les abus qui fe gliffent furtive-
ment dans la pratique.

Les premiéres réflexions qui fe préfentent
fur les inconvéniens de la compreffion, portent fur l'habitude dans laquelle on eft de
ferrer ou de contenir avec une certaine force,
les os luxés ou fracturés. Il eft d'ufage après
la réduction, de pofer en premier appareil
un bandage circulaire, dont on fuppofe que
le dégré de compreffion doit être égal à une
force capable de diminuer le diamêtre des
vaiffeaux, de retarder le cours des fluides

qui circulent dans l'endroit lezé , & de produire, par conféquent, une tuméfaction légèrement inflammatoire des parties faines qui
circonfcrivent l'appareil.

Cet effet qui peut être regardé, en quelque forte, comme un furcroît de maladie,
a paffé parmi les chirurgiens d'une réputation connue pour le figne certain d'un
bandage fait avec méthode & raifon. Mais
à fuppofer que cette méthode puiffe avoir
quelqu'avantage ; n'eft-elle pas trop générale
pour la croire toujours exempte de dangers ?
Comment d'ailleurs, pouvoir mefurer ce
degré de preffion, au point de fe flatter de
n'en pas outrepaffer les bornes ? Eft - il
donc fi invariable enfin , qu'on ne puiffe
l'accommoder à la fenfibilité naturelle des
parties , & à leurs difpofitions maladives ?
Combien de fois , de funeftes événemens
n'ont-ils pas dépofé contre une doctrine fi
générale & fi abfurde ?

Je ne me rappellerai jamais qu'avec douleur, l'état déplorable d'un jeune villageois
qui fut la victime de l'exécution d'un pré-

cepte auſſi dangereux. Confié aux ſoins d'un chirurgien que l'intrigue a placé à la tête d'un hôpital bourgeois, dans lequel l'indigence lui ouvroit un azile ; il y reçut de ſa main, les premiers ſoins, pour cauſe d'une tuméfaction conſidérable à l'articulation du bras gauche, ſuite d'une chûte récente du haut d'un ceriſier. La vivacité de la douleur, la peſanteur du membre, & l'impoſſibilité de le mouvoir, perſuadèrent à ce chirurgien que l'avant bras étoit luxé & fracturé. Pénêtré de cette vérité, autant que peut l'être un homme, qui a à coeur de ſe diſtinguer par des faits, quel que ſoit l'évênement qui en change la deſtinée, il ſe décida ſur les apparences, & crut qu'il convenoit mieux de tenter au hazard de porter le reméde au mal prétendu, que de ſe taire ſur un cas de cette importance. Sa confiance en ſes propres lumieres étoit ſi grande, qu'il ne daignat pas faire la moindre expérience pour s'en aſſurer. Aux rigueurs impitoyables des extenſions & des contr'extenſions, il ajouta celles d'une con-

formation rélative aux obſtacles qu'il ſem-
bloit éprouver dans l'acte de la réduction, & aimant à croire qu'il avoit rempli ſa tâche, il enveloppa ſoigneuſement l'avant bras d'un bandage roulé, qu'il ſerra avec intention de contenir les parties qu'il ſuppoſoit avoir réduites.

Le bourlet inflammatoire qui parut le
lendemain aux dépens des parties ſaines
qui avoiſinoient de plus près le bandage,
fut pour ce chirurgien, le ſigne le moins
équivoque du bon état où étoient les cho-
ſes. Quoique ce bourlet changeat ſucceſſivement de couleur; que la main tuméfiée
devint froide, & que ce jeune malade ſe
plaignit vivement d'avoir l'avant bras trop
ſerré ; rien ne put ébranler l'eſpéce d'aſſu-
rance dans laquelle étoit l'homme de l'art.
Toujours fermement perſuadé que le bandage appliqué conformément à ſes intentions,
n'avoit produit juſques-là que des effets
ordinaires, il étoit dans une tranquilité qui
n'a pas d'exemple, ſur les évênemens.

Cependant le terme auquel il n'étoit plus
poſſible de s'abuſer, arriva. Forcé enfin

de lever le bandage le quatrième jour, il ne fut pas peu furpris de voir la gangréne ftri-Éement bornée à l'étendue qu'occupoit l'appareil. Cette fituation ne préfentant plus qu'une reffource extrême, il la propofa ; mais les parents du jeune homme effrayés par le terme d'amputation, s'y oppoférent. Il fut convenu que le bleffé feroit transpor-té hors de l'hôpital, & que l'on inviteroit des chirurgiens de la ville & des environs, à lui donner charitablement des fecours, l'amputation exceptée. Je fus du nombre des invités, & ce que je dis, n'eft qu'après l'obfervation, & la plus exaéte vérité. Cette circonftance a achevé de me confirmer dans l'opinion où j'ai toujours été, que la nature opéroit fouvent les plus grands prodiges, lorfqu'elle étoit avantageufement difpofée ou fecourue à propos.

La féparation de l'avant bras eut effecti-vement lieu, comme cela devoit être, fans que l'art opératoire y eut contribué en rien. Mais on ne fe rappelle pas fans amertume, qu'à la chûte totale des lambeaux pourris,

les

les os de l'avant bras étoient dans leur fituation naturelle, & en un état de parfaite intégrité.

Je ne me permettrai pas de faire fur cet
accident d'autres réflexions que celles qui
peuvent fe préfenter naturellement aux perfonnes de l'art les moins exercées & les
moins inftruites même fur les fymptômes
des fortes contufions, & principalement du
genre de celles qui intéreffent les articulations.

Les régles qui apprennent à porter un
jugement certain fur ces maladies, ne laiffent pas ignorer les égards qu'on doit avoir
pour elles, dans la généralité des cas. Ces
régles profcrivent l'ufage des bandes roulées
pour contenir les fractures, dès que l'engorgement eft confidérable. Ce n'eft pas
que l'on ne foit très - jaloux de maintenir
les os en place, & de prévenir les maux
qu'un nouveau déplacement ne manqueroit
pas de fuggérer; mais alors on préfére aux
bandages roulés, la fituation commode du
membre malade, & un appareil approprié à
la circonftance.

C'eſt pourquoi tout acte violent, qui auroit pour objet de rapprocher les parties d'os fracturées, pouvant être la ſource d'un très-grand mal, eſt généralement condamnable. Les loix de la chirurgie les plus dignes d'être reſpectées preſcrivent de ménager les mouvemens deſtinés à la réduction de ces parties, tant que la tuméfaction du membre fracturé ſubſiſte à un certain point.

Entreprendre de démontrer la néceſſité des appareils pour contenir les fractures & les luxations, ce ſeroit vouloir répéter tout ce que l'on a dit depuis la naiſſance de l'art; Mais ſtatuer par des faits poſitifs ſur les inconvéniens de la plupart de ces appareils, deſquels le plus ſimple de tous n'eſt pas exempt, lorſqu'il eſt confié à une main ignorante ou mal adroite, ce ſeroit travailler à prévenir de grands maux. La propriété de manier les bandes avec addreſſe s'acquiére par l'habitude, & la ſcience de les placer à propos, d'en diriger le globe avec intérêt, & d'en ſoumettre les circonvolutions à une preſſion convenable, eſt le fruit du

raifonnement, de l'obfervation & de l'expérience, qui fuppofent l'une & l'autre des
connoiffances fondées fur l'anatomie & les
principes de l'art.

Les compreffes irréguliérement entaffées
ont le défaut inévitable de ralentir la circulation en différens endroits, & de froiffer
les parties en étranglant les vaiffeaux les
moins profonds. Les plis qui réfultent de
la pofition vicieufe que l'on donne à la
bande, font un fupplément de caufes propres à décider l'inflammation & la gangrêne.

Il n'y a pas longtemps que le nommé
Charles, fut victime de cette inattention. Il
s'étoit fracturé l'extrémité inférieure de la
jambe gauche, près l'articulation ; cette fracture étoit compliquée de plaie à la malléole interne. Une fituation favorable, un appareil
méthodique & fimple, un panfement conféquent avoient prévenu les grandes douleurs & l'engorgement. Tout étoit dans
la difpofition la plus avantageufe le cinquiéme jour, époque à laquelle il devenoit né-

ceſſaire de panſer la plaie, qu'une louable ſuppuration préſentoit déja ſous un heureux aſpect. Mais un évênement ſingulier troubla dans peu ce bien être. Le chirurgien chargé de réappliquer le bandage à pluſieurs chefs, eut l'indiſcretion de multiplier les compreſſes ſans ordre, depuis la malléole externe juſques & près le centre du péroné, à deſſein déviter le contact des fanons, qu'il ſerra enſuite avec force dans l'intention de contenir plus ſolidement les parties d'os fracturés.

Le malade éprouva la nuit ſuivante des douleurs exceſſives, le pouls fut vivement agité, & il n'eut point de ſommeil. La cauſe d'un changement auſſi prompt n'étoit pas difficile à pénêtrer. Il ſuffit de lever l'appareil ſur le champ, pour voir qu'elle étoit produite par la combinaiſon vicieuſe des différentes pièces qui le compoſoit, & par la force démeſurée avec laquelle on les avoit preſſées contre la jambe qui étoit prodigieuſement enflée, douloureuſe & enflammée.

L'étendue qu'avoient occupée les compresses
déstinées à remplir les vides, portoit déja une
empreinte noire, préfage facheux d'une gangréne qui fembloit fe borner audeffous du
genou, par une tenfion inflammatoire. L'ouverture de quelques dépôts fixa, quelques
jours après, les accidens au lieu même du
premier délit. Mais la fituation du malade
ayant empirée, & le mauvais état de la
jambe ne laiffant appercevoir aucune reffource capable de lui fauver la vie, fi ce n'eft
l'amputation ; elle fut faite avec fuccès, &
ce malade jouit aujourd'hui d'une bonne
fanté.

Les exemples de pareilles indifcrétions
ne font peut-être pas fi rares qu'on le croît,
dans l'exercice de la chirurgie confiée à des
perfonnes, qui n'en connoiffent qu'imparfaitement les procédés méthodiques. Si ces
exemples ne font pas toujours auffi frappants, il eft probable que c'eft à la nature,
qui contrebalance la force des accidens, qu'on
le doit. Mais il n'en eft pas moins vrai
que la plupart des événemens fâcheux qui

fuccédent médiatement à la réduction des fractures & des luxations, dépendent fouvent du vice des appareils primitifs.

Il fut un temps & il n'eft pas loin, où l'on étoit dans l'ufage d'attribuer à la nature, & au fiége du mal, ce qui n'étoit fouvent qu'un défaut d'ordre, & un manque d'intelligence dans les panfemens. Ceux qui ont cultivé avec le plus de foin, les maladies des os qui ont rapport à leur déplacement ou à leur fracture, n'ont pas tous imputé la même caufe aux accidens qui furvenoient pendant le traitement. Ils ont eû égard, dans le jugement qu'ils en ont porté, à la fituation du membre fracturé, & au procédé peu méthodique, qu'on a emploié pour les prévenir.

L'uniformité & la marche des fymptômes que l'on a crû invariablement attachés à ces maladies, ont donc pû infpirer des réflexions utiles aux progrès de la chirurgie. Les praticiens qui n'imaginent pas que les appareils vicieux foient capables de produire par eux mêmes de tels accidens, ne fauroient nier qu'ils ne puiffent au moins aggraver les maux, pour la guérifon defquels on les emploie.

L'exemple des plaies fraiches les plus fimples, que des premiers panfemens mal dirigés défigurent, & rendent plus ou moins mauvaifes, n'a pas peu contribué à fixer l'attention des gens de l'art, dans la manière de compofer les appareils, & de les appliquer. Ceux qui négligent ces deux objets effentiels, expofent les malades à de fâcheux évènemens. Le fait fuivant pourroit fervir de preuve à cette affertion, fi elle en avoit befoin. J'ai l'attention de le prendre parmi les plus réçens. Ce motif n'eft pas le feul qui m'engage à lui donner la préférence : il la mérite par la rareté de la maladie qui en fait le fujet.

Le nommé Samuel, âgé de vingt trois ans, & d'un tempérament humide, portoit depuis longtemps une tumeur du volume d'un œuf, fituée à deux travers de doigts poftérieurement de l'apophife maftoïde du temporal gauche. Les progrès de cette maladie ont été très-lents, & l'inftant précis de fon apparition fort incertain. Quant à fa caufe elle eft encore ignorée.

Cette tumeur étoit circonfcrite, indolente, molle, & de couleur naturelle. Je crû devoir la regarder comme une loupe ; & déja je me propofois, d'après les préparations néceffaires à extirper, je ne dis pas tout le kifte, mais au moins la portion que recouvroient les tégumens. Pendant l'intervalle qu'exigeoient les précautions qui devoient utilement précéder l'opération projettée, on appliqua fur cette tumeur un emplâtre fondant qui ne contribua pas peu à en diminuer le volume. Les humeurs qui embarraffoient le tiffu cellulaire étant diffoutes & digérées ; les tégumens environnans parurent flafques, & le centre de la tumeur beaucoup moins flexible par conféquent.

Toujours perfuadé que j'allois découvrir une tumeur enkiftée, j'incifai la peau crucialement, & difféquai une partie des lambeaux. Peut-être qu'un peu plus d'attention dans une opération qui ne demande pas tou-

jours que l'on s'en pique jufqu'au fcrupu-
le, auroit pû m'éviter un heureux défagré-
ment. C'eft-à-dire que j'intéreffai le kifte en
détachant le premier lambeau, ce qui donna
lieu à une échappée de fang qui fortit ver-
meil, & en bondiffant.

J'aurois indubitablement continué l'opération, s'il ne me fut venu dans l'idée d'en-
tâmer fuperficiellement le kifte du côté oppofé, afin de m'affurer fi le fang qui étoit
forti par l'ouverture faite fans attention, pro-
venoit ou non, d'une artére confondue
dans l'épaiffeur de cette enveloppe. L'exécution de ce projet devoit me confirmer
dans mes foupçons, ou les faire taire. Le
jet qui fuivit effectivement cette petite incifion, finit par me convaincre du vrai caractére de la maladie. On ne pouvoit plus
douter que ce ne fut un anévrifme. Il convenoit cependant de réunir des fignes qui
confirmaffent la nature de cette tumeur, &
l'occafion étoit favorable. Il n'étoit queftion
que de l'embraffer, ou de la palper du bout
des doigts, de faire enfin quelques autres

E 5

recherches de cette efpéce, pour s'en affurer.
La pulfation étoit très-manifefte dans tous
les points, & on fentoit une forte de bruiffement en la maniant; bruiffement qui diftingue fi bien l'anévrifme, des autres tumeurs vraiment humorales. Il me fuffifoit
de connoître le fiége & la marche de l'artére au dépens de laquelle cet anévrifme étoit
formé. La maftoïdiéne poftérieure & l'occipitale me donnoient de l'incertitude. Quoique la maftoïdiéne ne fut que conditionnelle,
il étoit prudent de s'en affurer. Les obftacles qu'elle auroit préfentée au fuccès de
l'opération m'infpiroient des craintes. Mais
la dilatation fenfible de l'artére occipitale, la
rudeffe de fes pulfations, fon acheminement
à la tumeur dans laquelle elle fe confon-
doit, les levérent.

Le feul moyen d'éviter les inconvéniens
d'une compreffion affés forte pour prévenir
l'hémorragie, & qui afin de feconder les
vuës dans lefquelles on devoit l'appliquer,
auroit exigé que l'on plaçat les agens compreffifs, fur une couche de mufcles, qui en au-

roient éludé l'action, & souffert, le seul moyen dis-je , étoit de découvrir cette artére & de l'embrasser fermement par une ligature. Quoique cette premiére opération ne fut qu'un préparatif à l'extirpation ; je saisis cette idée, de préférence aux ressources infideles d'une compression qui ne pouvoit tout au plus suffire après l'opération , qu'à soutenir avec une force modérée, & la ligature, & les compresses graduées placées sur le trajet de l'artére.

C'est ici , où sans exagérer les résultats du procédé que le chirurgien emploia pour contenir cet appareil, on sera moins surpris d'entendre dire que la force avec laquelle il comprima la tète, occasionna une suite d'accidens graves , que de lire jusqu'à quel point ce malade a du souffrir, pour supporter cette compression , pendant trois jours , avec l'affectation d'une tranquillité inconcevable. Toutes les parties molles comprises entre les os & les pièces de l'appareil ont été si griévement molestées , qu'elles étoient presqu'insensibles au toucher. Peu de jours après il s'y forma des dépôts dont le fiége immédiatement placé fur les os, les mettoit à nud. Il n'eft pas jufqu'aux deux boffes frontales, contre lefquelles appuyoient les circonvolutions de la bande, qui n'ayent été marquées par deux taches gangréneufes.

La dureté qu'avoient acquife la charpie & les compreffes, par le déffêchement des matiéres humides dont elles avoient été impregnées, augmentoit encore le mal, par la force avec laquelle elles étoient preffées : Auffi tout commerce vivifiant entre le péricrane & les os, étoit-il interrompu. L'effet de cette rigoureufe compreffion fe manifeftoit par des lignes de démarcation, qui indiquoient exactement l'étendue qu'avoient occupée les compreffes. L'exfoliation d'une part, & de l'autre la féparation des deux fubftances compactes du pariétal & d'une partie de l'occipital, fe font faites à très-grands frais ; & ont laiffé des vides confidérables qui ne fe font effacé qu'à la faveur du temps. Je conferve plufieurs de ces pièces dont la moindre

a quatre lignes de toute face. J'aime à
paffer fous filence le confluent d'accidens,
qu'il a fallu furmonter à force de vigilance
& de foins particuliers, pour fauver la vie
au malade.

S'il fubfifte un exemple plus frappant des
inconvéniens, & de l'abus de la compreffion, je ne le connois pas! il feroit à défirer que cette obfervation & les précédentes, fuffent toujours préfentes à la mémoire
de ceux qui entrent dans la cariére de l'art.
Elles leur apprendroient à fe défier de femblables évênemens, & leur feroient fentir
la néceffité de diftinguer les cas, où la compreffion quoique utile & néceffaire, exige
des attentions toutes particuliéres dans l'u-
fage qu'on en fait.

Peut-être qu'en cherchant à fe rendre raifon des caufes qui émacient les chairs, &
ifolent l'os après l'amputation des extrémités, on trouveroit que l'habitude dans laquelle on eft de comprimer le moignon, à
deffein de fixer les portions mufculeufes aux
os, eft plus propre à donner lieu à la fail-

lie qu'à la prévenir. Je ferois affés difpofé à le croire, & l'obfervation eft bien près de juftifier mes doutes, fi l'on peut appeller de ce nom des probabilités auxquelles le raifonnement, la comparaifon & l'expérien-ce donnent de l'authenticité.

C'eft cette même expérience qui apprend auffi, que l'ufage foutenu des bandages les moins compreffifs, laiffe toujours des tra-ces de leur féjour fur la partie qu'ils enve-loppent. Il eft vrai que cette émaciation fe répare par fucceffion de temps, à l'aide des fomentations d'eau chaude ou des bains relachans, auxquels cependant on eft obligé par fois de fubftituer des topiques ftimulans, pour modérer l'extenfion des fibres celluleufes. Ce genre d'affection eft affés commun aux extrémités, à la fuite des luxations ou des fractures que l'on a crû néceffaires de con-tenir par des bandages roulés, imbibés de liqueurs fpiritueufes.

Plufieurs praticiens célébres ont fait de la compreffion, une reffource utile dans la cure des ulcères fiftuleux, en la difpofant

de manière à produire des effets tout oppofés à ceux, à raifon defquels on l'emploie
journellement avec fuccès, en pareil cas.
C'eft-à-dire que bien loin de la faire fervir à
expulfer le pus, & à tenir les parois de ces
fortes d'ulcères rapprochées, ils la deftinent
au contraire à le captiver dans les différens
foyers qu'il occupe, & à augmenter par
conféquent l'étendue de leur capacité ; méthode de guérir qui paroîtra vraifemblable-
ment contradiéToire à l'indication que préfentent ces maladies.

Cette efpèce de compreffion eft fpécialement
recommandée pour favorifer l'opération de
la fiftule à l'anus, lorfque l'abfcès qui la pré-
cède s'eft ouvert dans le rectum.

Il eft queftion alors de tamponner cet inteftin, de façon que l'ouverture par laquelle
le pus s'écoule foit exactement fermée ; ce
qui eft caufe qu'il féjourne & s'accumule de
manière à faire faillie au dehors, fous la forme
d'une tumeur fluctuante qui indique précifément l'endroit où il convient de lui pratiquer une iffue extérieure.

On a également applaudi à ce procédé, fruit de l'imagination d'un des plus grands maîtres de l'art, dans la cure de tous autres ulcéres fiftuleux indiftinctement; par la double raifon, que le féjour du pus occafionné par ce moyen, procure efficacement la fonte des duretés calleufes; ce qui doit difpenfer dans plufieurs cas, de l'application des cathérétiques fouvent néceffaires pour obtenir une guérifon parfaite. Cette circonftance n'étant pas fufceptible des mêmes inconvéniens que la premiére, & ayant déja fait connoître d'ailleurs les avantages d'une compreffion différente dans la cure de ces ulcéres, on ne s'occupera pas à défigner les cas exceptés, où ce procédé pourroit être utile.

Il eft queftion de favoir feulement, fi tous ceux qui exercent la chirurgie par principes, peuvent voir fans furprife un contrafte fi manifefte, dans les régles que les perfonnes de l'art prefcrivent, pour la cure de la fiftule à l'anus annoncée par un écoulement de pus qui s'eft frayé une iffue à travers l'inteftin.

Avouons

Avouons de bonne foi que le premier précepte qui fait une nécessité d'ouvrir prématurément les tumeurs voisines de l'anus, & celles dont le siége occupe les parties du corps les plus graisseuses, est trop général, quoique fondé en raisons : mais disons à son avantage cependant, que s'il n'est pas toujours vrai, il est au moins vraisemblable que la matière purulente peut, par son séjour dans des tissus gras, acquérir une prompte altération & dégénérer, augmenter en quantité aux dépens des parties qu'elle détruit, & se creuser des clapiers de côté & d'autre (*).

Comment alors concilier ce précepte encore si respecté, avec celui qui enjoint de

---

(*) L'erreur générale dans laquelle sont tombés la plûpart des observateurs, à cet égard, dépend de ce qu'ils n'ont jamais donné toute l'attention nécessaire à la profondeur d'où la tumeur prenoit naissance. Les réflexions propres à ce sujet ne peuvent entrer dans un précis où l'on ne se propose rien moins que d'ouvrir une thése sur une partie pathologique, quel que soit l'importance qu'elle présente dans ce moment.

captiver ce même pus dans fon foyer, au moyen d'une compreffion qui doit naturellement le déterminer à s'étendre partout où il trouvera moins de réfiftance? & cela, fous prétexte d'un avantage qui peut être efficacement remplacé dans tous les temps, par une incifion dirigée fur cette ouverture interne, au moyen d'un biftouri, à pointe aigue, & à demi courbe.

Cette opération n'exige que des connoiffances fort ordinaires. Le doigt indicateur de la main gauche qui reconnoit la dépreffion & indique l'ouverture de l'inteftin, dirige la pointe de l'inftrument, fuppofé introduit d'après les principes de l'art.

Le fuccès de cette opération tient à une méthode fubordonnée, pour ainfi dire, à la néceffité. Elle fuppofe parconféquent deux temps. Le premier confifte à ouvrir l'abfcès par une incifion fuffifante pour permettre l'introduction du doigt, à l'aide duquel l'on mefure d'abord la capacité du foyer. Le fecond temps eft enfuite employé à donner toute l'étendue néceffaire a cette incifion,

en gliſſant toujours le biſtouri ſur l'extrémité du doigt qui le précéde dans les anfra-
ctuoſités plus ou moins nombreuſes, que l'on
découvre ſucceſſivement & qu'il eſt très
eſſentiel de détruire en entier.

En prenant le ſens du procédé contradi-
ctoire à cette méthode dans toute ſa valeur ;
il ne paroit réſulter autre choſe de cette oppoſition de préceptes, ſi non que l'un preſcrit
d'éviter avec ſoin dans le même cas, ce
que l'autre recommande de faire.

Mais à ſuppoſer que la compreſſion puiſſe
être ſuſceptible de quelque utilité dans cette
circonſtance, ſes effets nous paroiſſent trop
équivoques pour inſpirer de la confiance:
une plus longue diſcuſſion ſur les motifs qui
nous déterminent à la rejetter ſeroit ſuper-
flue. Il ſuffit d'avoir démontré par un raiſonnement plauſible, l'incompatibilité de
ce moyen & la néceſſité d'une prompte
inciſion, pour faire ſentir les inconvéniens & l'abus de la compreſſion.

Elle eſt encore malfaiſante cette compreſſion, lorsque l'étendue de l'ulcère fiſtu-

leux eft trop vafte, que fon trajet eft tortueux ou fuperficiel, que les tégumens font amincis, que les clapiers font épars & multipliés ; lorfque la matière qui en découle fait fufpecter l'altération des os, que fa cavité recéle quelques corps étrangers, que le fond de l'ulcére eft dans une telle direction que la matière ne puiffe s'écouler librement par fon orifice, & qu'enfin les chairs qui doivent fervir de points d'appui à l'appareil compreffif, font flafques, bourfoufflées ou infiltrées.

Je ne doute nullement qu'un plus grand détail fur les maux qui peuvent réfulter de la compreffion, ne rende plus fenfibles les nuances que cette matière importante eft difpofée à prendre. Mais je préfére dans la circonftance me borner à un expofé fuccint des caufes qui rejettent la compreffion, loin de m'abandonner à des circonlocutions étrangéres à mon objet. N'ayant nulle intention de difcuter les cas où la contr'ouverture eft préférable à la compreffion dans la cure des plaies ou des ulcéres, je terminerai ce qui

me reste à dire sur les inconvéniens & son
abus, en parlant de son usage dans l'exercice
journalier des pansemens.

L'habitude plus que la nécessité fait naître
à la plupart des chirurgiens, le désir de palper avec assés peu de ménagement quelquefois, les tumeurs qui ont une certaine tendance à se convertir en pus. Le but de ces
attouchemens est sans doute de s'assurer plus
positivement de leur état, afin de pouvoir prononcer avec une espèce de certitude sur les
changemens qu'elles éprouvent dans la révolution des pansemens, soit qu'effectivement
elles s'abscédent, soit qu'elles prennent une
voie tout-à-fait différente.

Il faut sentir les inconvéniens d'une sem-
blable imprudence pour en connoître le ridicule. Les premiers principes de l'art réu-
nissent des signes certains sur les variations
dont ces tumeurs sont susceptibles, lorsqu'elles se terminent par la suppuration; & dès
lors toute espèce d'attouchement est déplacé
& malfaisant. Les temps que l'inflammation parcoure jusqu'à la perversion de la

matière humorale en pus, font décrit partout d'une manière à indiquer précisément l'inſtant, où cette perverſion eſt prête à s'accomplir ou eſt déja faite ; & dans cette circonſtance, des attouchemens légers ne peuvent jamais nuire.

Qui ne ſait pas que les douleurs s'accroiſſent & ſe multiplient, pour peu que les parties enflammées ſoient panſées avec rudeſſe ? une vérité non moins ſenſible, eſt qu'au moyen d'un procédé pareil, le reſervoir purulent ne peut manquer d'étendre ſes bornes, puiſqu'en excitant de nouvelles douleurs, on détermine néceſſairement l'inflammation à ſe porter plus loin.

Plus les organes malades ſont délicats, plus ils exigent de ménagement & de circonſpection dans les panſemens. C'eſt une conſidération que tous ceux qui ſe déſtinent à la pratique de la chirurgie doivent avoir dans le traitement des plaies, où la négligence de ce précepte peut donner occaſion à des accidens, ſur la cauſe deſquels on ſe fait ſouvent illuſion. Quand même les panſemens non méthodiques ne feroient que renouveller & entretenir un fentiment de douleurs fans inflammation apparente , c'en eft affés pour mettre obftacle à la cica-trifation.

Une preffion habituelle fur les environs d'une plaie, faite à deffein d'en exprimer la matière qui y féjourne, a l'inconvénient d'y perpétuer le pus & la douleur. C'eft elle auffi cette preffion , qui y attire & entretient cette furabondance de fluides imparfaite-ment travaillés qui dépofent contre le mauvais état des folides. Il n'eft réfervé qu'à ceux qui obfervent avec plus de foins les mouvemens de la nature dans la cure des plaies , d'apprécier le mérite de l'attention qu'exigent indiftinctement les parties mala-dies, dans la manière de faire ufage des mo-yens que l'art préfcrit pour leur guérifon.

Le dégorgement des bords d'une plaie ou d'un ulcère, eft entièrement foumis aux loix de la nature, aux effets des topiques con-venables, & à une fituation rélative. Tou-te efpèce de preffion digitale par laquelle on fe propoferoit d'épuifer le tiffu cellulaire infiltré de pus, feroit plus nuifible qu'utile.

Ce dégorgement a lieu par les voies de communication établies entre ce tiffu & l'ulcére ; c'eft pourquoi il eft plus prudent d'abandonner à la nature le foin de cette évacuation , que de vouloir l'accélérer par des procédés malfaifans & contraires à la fageffe de fes vües.

OBSERVATION

SUR LA MALADIE

DE

Mr. LE MARQUIS DE C***,

LIEUTENANT GÉNÉRAL DES ARMÉES DU ROI.

QUOIQUE les travaux réunis de l'académie royale de chirurgie ne laissent rien à désirer sur les caufes des loupes, sur leur différence & leur cure ; on a penfé qu'il ne feroit pas inutile d'ajouter aux obfervations confignées dans les ouvrages auxquels cette fociété favante a diftribué fes lauriers, celle de la maladie de Mr. le Marquis de C***, mort à Strasbourg, le 11 mai 1781.

Mr. le Marquis de C*** homme d'une conftitution vigoureufe, & de beaucoup d'embonpoint, fe fit extirper en 1757, une petite loupe graiffeufe, placée fur la région hypogaſtrique, partie gauche. On imagina, non ſans fondement, que cette tumeur avoit été cauſée par la preſſion ſoutenue d'une cuiraſſe, dont les proportions étoient probablement irréguliéres & malfaiſantes, comparativement à la force du ſujet, à ſes attitudes ordinaires, & à l'habitude de ſes mouvemens rapportés au genre de ſes exercices.

Sept ans après en 1764, la cicatrice ſe ſouleva dans ſon centre & le tact y découvrit une tumeur de la groſſeur d'une olive. Cette tumeur étoit indolente, & ſes progrès furent aſſés lents, juſqu'en 1773 ; époque à laquelle elle prit un accroiſſement très-ſenſible. La cicatrice ne tarda pas à ſe rompre, & l'on s'apperçut d'un ſuintement.

Le malade conſentit à ſe débarraſſer de cette tumeur par la voie d'un cauſtique duquel on fit un ſecret, mais dont on loua l'éfficacité.

Chaque jour ce même cauſtique étoit employé à réprimer les chairs fongueuſes qui renaiſſoient ſur l'ulcère. De ces excroiſſances, les unes, (dit la gazette de santé du 18 février 1781) étoient graisseuses & les autres sanguines (*). On lit aussi dans la même gazette que ces tumeurs fongueuses n'étoient point enkistées, & que la cicatrice se fit sans obstacle; mais on laisse ignorer le temps où l'ulcère se cicatrisa.

En 1775, deux ans après cette seconde cure, Mr. le Marquis de C*** fit un léger effort, & il éprouva à l'instant sous cette cicatrice, une douleur qu'il rapporta à une sensation égale à celle qu'auroit produit le déchirement de quelques fibres. Il est même dit, que ce déchirement se fit avec bruit. Peu de jours après, il parut une nouvelle tumeur, laquelle atteint dans l'espace de six semaines, la grosseur d'un gros abricot.

Il seroit inutile de décrire les différens

______

(*) C'est improprement qu'on a appellé ces tumeurs du nom de sanguines. Le sang qui s'en échappoit, n'etoit que l'effet de l'engorgement excessif des vaisseaux rouges du tissu cellulaire malade, vaisseaux qui avoient été compromis dans son développement.

topiques que le malade fut confeillé d'y appliquer, & qu'il y appliqua en effet. Il fuffira de dire que malgré ces remédes, du centre de la tumeur il s'éleva une maffe fongueufe qui donna lieu à de fréquentes & abondantes hémorragies(*). Cette nouvelle tumeur céda, comme la premiére, à l'application du cauftique myftérieux ; mais un an aprés elle repullula : mêmes moyens, mêmes fuccès.

Trois ans aprés, en 1779, la maladie fe renouvella, les fongofités plus confidérables qu'elles ne l'avoient été jufqu'alors, ne cédérent pas auffi facilement à l'ufage de la préparation cauftique. Quand on étoit parvenu à en réprimer une, il en renaiffoit une autre ; enfin on en détruifit trois, depuis mars 1779, jufqu'en janvier 1780. Il fut convenu qu'on entretiendroit ces ulcérations pendant trois mois en manière de fonticules ; mais voyant que cela n'empêchoit point

---

(*) Le fang fortoit en nappe ; l'hémorragie étoit par conféquent veineufe.

les excroiffances charnues de fe réproduire,
on en favorifa la cicatrifation.

Quelque temps après il s'éleva encore de
nouvelles fongofités qu'on jugea à propos
d'extirper par la ligature, puis on attaqua enfuite toutes celles qui fe réproduifoient,
avec les cauftiques d'ufage, comme pierre
infernale, pierre à cautère, eau mercurielle,
beurre d'antimoine &c. Chaque jour on découvroit de nouvelles productions, il y
en avoient quelquesunes, felon l'hiftoire, qui
s'ouvroient un paffage à travers la cicatrice.
L'ufage de ces topiques ordinaires, n'ayant
pas eû le moindre fuccès, on recourut au
premier cauftique, & l'ulcère fut cicatrifé en
un mois. Nouvelle régénérefcence encore,
mais toujours plus prompte & plus formi-
dable que les précédentes. L'infuffifance de
ces moyens étant reconnue, on crut enfin
devoir attaquer les humeurs, comme caufe
effentielle de la réproduction de la maladie.
Les antifcorbutiques, les antifcrophuleux,
les antifyphilitiques mêmes, auxquels on af-
focioit la cigue &c: rien ne put modérer

la force du mal; il sembloit au contraire prendre plus d'activité; c'étoit en un mot l'hydre indomptable.

Mr. le Marquis de C*** découragé par le peu d'efficacité des moyens que la science, l'art & le génie avoient inspiré de concert aux plus célébres medécins & chirurgiens de la capitale du royaume, se confia à l'empirisme. Après avoir fait triompher l'ignorance d'une femme qui s'est fait connoître dans Paris, par des breuvages dont les crédules chantoient les succés sans en avoir vû les effets, il fut attiré à Strasbourg par la réputation du C*** de G***.

Tout affreux qu'étoit alors aux yeux des gens de l'art, l'état de Mr. le Marquis de C***, l'amateur n'y vit rien avec surprise; il affûra une cure complette & radicale sans en indiquer le moment, (ce qui fit l'éloge de sa prudence.) & s'arrogea le droit exclusif de multiplier les maux du malade, de diminuer ses forces par des boissons purgatives versées à profusion, de lui en braser par intervalle l'estomach, avec des gouttes dont

on peut fe faire un mérite d'ignorer parfaitement la compofition, & enfin de rapprocher fes douleurs, en abrégeant le terme
de fes jours. Le procès-verbal (*), dans lequel il eft fait mention que Mr. le C. de
G * * * l'a médicamenté & panfé, depuis le
9. avril 1781, le lendemain de fon arrivée,
jufqu'au 1. mai fuivant, prouve que l'ufage
inconfidéré des différens remédes qui lui
ont été adminiftrés, a évidemment contribué à le jetter dans l'état fâcheux où il
étoit, lors de la rédaction du procès-verbal.

Mr. C... de V... médecin ordinaire de
la Garde-Suiffe de MONSIEUR frère du
Roi, qui avoit accompagné Mr. le Marquis
de C...- à Strasbourg, poffeffeur de la com-

(*) Le procès-verbal eft du 1. mai. Il rend compte
de l'état dans lequel étoit Mr. le Marquis de C...,
lorsque le C... de G... fut prié de ceffer fes vifites.
Il eft terminé par cette phrafe qui lui a tant tenu au
cœur. «La fituation actuelle du malade nous a paru
» telle; qu'il eft dans un affaiffement qui annonce la fin
» prochaine, où nous fommes autorifés à croire que les
» différens remédes adminiftrés par le C. de G... l'ont

poſition du cauſtique dont on a parlé, crût devoir ne plus balancer à le lui appliquer, puiſque de l'aveu même du malade, il en avoit fait uſage tant de fois avec ſuccès. Peut-être qu'un peu plus de circonſpection auroit laiſſé à Mr. C... un choix moins in-différent. Le malade dévoué à une mort certaine dont le terme n'étoit pas éloigné ; l'aſſemblée étoit diſpoſée à rejeter unanimement l'application de ce cauſtique, ſi elle eut été conſultée ſur ce point. Mr. C... dût s'en appercevoir ; mais des motifs d'attachement pour la perſonne de Mr. le Marquis de C... lui firent oublier la crainte de ſe compromettre.

C'eſt bien à tort qu'on ſe croit diſpenſé de diſpoſer un malade à une opération ſi

rigou-

„ réduit.„ Ce procés-verbal eſt ſigné de Mrs. G... Medécin en chef de l'hôp. milit. E̅n̅r̅. Phyſi. & Doyen des medécins de la ville, membre de la ſociété royale de médecine de Paris, le R... ancien chirurgien major de l'hôpital militaire, B... ancien chirurgien de l'hôpital bourgeois. B... chirurg. maj. employé à l'hôp. militaire, & de moi.

rigoureufe & fi conféquente. Pourquoi donc
ne pas confulter la nature , quand la fuite
des événemens qui doivent juftifier nos
procédés ou les condamner , dépend prefqu'en entier de l'état dans lequel elle a été
furprife? toutes les fois que l'on a eu l'intention de la fervir utilement, a-t-on réuffi ?

Mr. le Marquis de C *** étoit à peine
délaffé d'un hoquet qui l'avoit travaillé pendant cinq jours confécutifs , lorsqu'on lui
appliqua le reméde falutaire. Ce n'eft pas
fans raifon que l'on a rejetté la caufe de
ce hoquet fur les gouttes brulantes que Mr.
le C. de G . . . prenoit grand foin de lui faire
avaler chaque jour plutôt deux fois qu'une,
dans une cuillerée d'eau. A-t-on donc eu fi
grand tort d'inférer dans le procés-verbal, que
l'ufage inconfidéré des remèdes que le C.
de G... lui a adminiftrés, a évidemment
contribué à le rendre plus malade. La manière dont Mr. le Marquis s'en eft expliqué
devant moi, fuffit pour s'en convaincre.

« Si l'intention du C . . ., me difoit-il ,
« eft de me procurer du fommeil. je préfé-

,, rerois tout autre remède que fes gouttes,
,, dont il étale les vertus narcotiques. Elles
,, me brulent la gorge, m'enflamment l'e-
,, ftomach & le calme apparent dans lequel
,, j'ai l'air de repofer, eft un délire qui m'em-
,, porte à l'extravagance.,,   Auffi Mr. de
C*** déliroit-il, auffi extravaguoit-il ; & le pire
de fes maux, ajoutat-il à fes plaintes, étoit
d'en conferver la mémoire.

Tout peint l'état trifte du malade, après
vingt jours d'obéiffance, & de parfaite docilité aux ordres du C. de G..., & d'une
confiance fans borne à fes remèdes ! qu'on
fe le repréfente fous le poids d'une fiévre
continue avec exacerbation, qu'on l'entende
fe plaindre d'une douleur d'éftomach &
d'une chaleur d'entrailles qui augmen-
toient fa répugnance pour les alimens de
la plus facile digeftion ! qu'on le voye fous
des mouvemens convulfifs qui faififfoient par
intervalle l'extrémité fupérieure & inférieure
du côté oppofé à fa maladie effentielle; n'en
conclurat-on pas que les folides irrités ont dé-
pravé les fécrétions, que les fonctions font
lézées, que les fluides font pervertis, &

qu'enfin l'état de boulverſement où ſe trouve la nature entiére, annonce qu'elle s'affoiblit, qu'elle chancéle, & que l'inſtant où la vie va s'éteindre n'eſt pas loin. Eh bien ! ce moment pouvoit-il être favorable à l'effet des remédes, on le demande ?

La maladie de Mr. le Marquis de C*** avoit trop occupé la chirurgie, pour ne pas chercher, par un examen ſcrupuleux, à développer ſa nature, & découvrir ſon ſiége. Ces recherches ſe ſont faites avec ordre ; on a diſſéqué la tumeur en conduiſant avec attention le ſcalpel juſqu'au deſſous de ſes racines. Cette diſſection n'a point laiſſé de doutes ſur la liaiſon intime de cette tumeur avec l'aponévroſe du muſcle transverſe, par le concours d'un tiſſu graiſſeux très épais. On a vu qu'inférieurement elle deſcendoit tout le long de la crête de l'os des îles, à laquelle les muſcles grand & petit oblique paroiſſoient réunis & adhéroient confuſément, par une ſubſtance preſque cartilagineuſe, ainſi qu'à la branche du pubis. Une choſe qui a paru ſurprendre eſt, que les vaiffeaux fpermatiques fe foient frayé une route à travers ces maffes endurcies, fans avoir éprouvé la moindre altération.

Les excroiffances fongueufes dont l'efpece & le volume ont été relatées dans le procès-verbal du 1. mai, partoient de plufieurs loges très-dilatées, dans lefquelles étoit cantonnée une matière ftéatomateufe. Toutes les cellules de la membrane adipeufe qui uniffent le grand oblique à l'oblique interne étoient remplies de cette même matière, excepté qu'elle étoit moins denfe. Les réfervoirs principaux de cette humeur dégénérée étoient au nombre de huit, dont quatre auroient pu ne faire qu'un feul corps, fi l'on n'avoit diftingué par des lignes de démarcation, qu'ils avoient été fournis chacun en particulier aux dépens d'une loge du tiffu cellulaire. Il eft vrai que l'extenfion démefurée à laquelle ces loges avoient été portées, en avoit tellement aminci les parois, qu'elles n'avoient guère plus de confiftance, que cette membrane du cerveau, connue fous le nom d'arachnoîde.

Prefque toutes les fibres charnues des deux mufcles obliques étoient entiérement con- fondues dans l'enfemble de ces tumeurs. Leur organifation étoit détruite, & le tiffu cellulaire adjacent étoit pénêtré & rempli d'u- ne matière gélatineufe qui avoit d'autant plus de confiflance, qu'elle étoit rapprochée des réfervoirs graiffeux.

Le mufcle droit du même côté étoit in- tact ; mais le volume de la tumeur avoit changé la direction de fes fibres. Ce muf- cle étoit fenfiblement écarté de fon congé- nére dans fon centre feulement ; & là fes fibres décrivoient une ligne courbe.

Il eft peu de perfonnes qui, à la vue, je dis même, au récit d'une femblable mala- die ne foient tenté d'hafarder ces réflexions. La méditation feule n'eft qu'une partie de l'inftruction : il faut néceffairement que les faits foient raifonnés, fans cela on ne peut avoir que des notions imparfaites de la na- ture du mal & de fes progrès. C'eft pour- quoi aimant à me rendre compte de cette maladie finguliére, & à vérifier fa fource, il me paroit par le caractère de la premiére tumeur qui s'annonça en 1757, au défaut de la cuiraffe, que l'engorgement des vaiffeaux celluleux étoit une fuite manifefte de la compreffion occafionnée par l'ufage prefque habituel de cette armure défenfive & défectueufe à tous égards.

Mr. le Marquis de C*** a toujours été très replet. Il eft à croire, par conféquent, que les cellules du tiffu adipeux bien remplies couvroient les parties qui auroient pû l'avertir du développement de cette tumeur, par un degré plus ou moins vif de fenfibilité. Le fiége de cette maladie étoit primitivement borné au tiffu cellulaire. Il n'eft dit nulle part qu'elle interreffât le grand oblique. L'hiftoire de la premiére extirpation faite en 1757, n'en fait aucunement mention.

Cette extirpation étoit certainement le remède le plus fûr dans la circonftance. Mais il refte à favoir fi elle a été parfaite; & il y a de bonnes raifons pour en douter. La régénération fucceffive de ces excroiffances fongueufes defquelles il eft tant parlé, & que

quelqu'uns ont regardé comme le caractère fpécial de la maladie , tandis qu'elles n'en
étoient que les effets, ne peut être attribuée
qu'à un point de dureté échappé à la vigilance de l'opérateur. Cette dureté fi peu
conféquente qu'elle foit , peut être auffi le
germe d'une nouvelle maladie , comme elle
a été la fource de la premiére.

Ce n'eft pas que la cure de ces fortes
de tumeurs exige toujours leur éradication
compléte. Il eft plufieurs circonftances où
elle ne peut avoir lieu, cette éradication ;
mais alors on y fupplée par d'autres
moyens. Lorfque cette dureté n'a pû être entiérement détruite par le fer , on l'entame
par des fcarifications en tout fens, & l'ufage
foutenu des digeftifs animés fuffit enfuite
pour les fondre & en entrainer les débris
au dehors par la fuppuration. En fuppofant pour un inftant que ces remédes foient
infuffifans , cette dureté a encore à effuyer
les coups de la cautérifation par des efcar-
rotiques de différentes efpéces ; & il eft bien
difficile qu'elle y réfifte. Peut-être que fi les

moyens euffent été employés dans le principe de cette maladie, ils en auroient prévenu le retour.

La feconde tumeur qui parut fept ans après, c'eft-à-dire en 1764, fut emportée par le cauftique. Le remède étoit bien appliqué à la chofe, mais il venoit un peu tard pour que l'on pût en efpérer un fuccès complet. Cette dureté avoit déja acquis trop de capacité & d'étendue, pour que l'on pût fe promettre de la détruire completement par ce moyen. Il auroit fallu pour y parvenir, que l'on fit fuccéder de de très près les applications de ce topique, c'eft à dire, que l'on n'attendit pas la chûte de l'efcarre mais qu'on l'emportat, afin de prévenir la repullulation des chairs fongueufes qui devoient néceffairement renaître par deffous, jufqu'à ce que l'on eut atteint un fond fain & folide.

Le déchirement qui fe fit avec bruit, fuite de l'effort léger que Mr. le Marquis de C.*** fit en 1775, préfente à l'idée, la rupture de quelques fibres exceffivement engorgées

& tendues. Auffi eft-il dit que, peu de jours après, on apperçut une petite tumeur qui parvint en moins de fix femaines à la groffeur d'un gros abricot. Le malade étoit à fa campagne, & par conféquent éloigné des fecours qui l'avoient déja fi utilement fervi. Il s'éleva du centre de la tumeur une excroiffance fongueufe confidérable, & les hémorragies devinrent, dès lors, très-fréquentes. Le même cauftique détruifit le tout, & il y a apparence que le malade fut guéri encore une fois, jufqu'en 1776; temps auquel il parut une troifiéme tumeur femblable aux précédentes, qui fut traitée de même, & avec pareil fuccès.

Bornons nous là, quant à la régénérefcence de ces maffes fongueufes, & à leur deftruction alternative. Sept fois enfin on les a vû reparoître, & fix fois elles ont été réprimées, mais non anéanties. Le cauftique duquel on a fait un fi fréquent ufage n'étoit donc qu'un palliatif douloureux pour Mr. le Marquis de C***, tandis que s'il eut été employé immédiatement après la pre-

miére extirpation, il n'auroit pu manquer
d'être falutaire en fappant le mal fous fa racine.

Dans un mémoire que j'eus l'honneur de
préfenter à l'académie royale de chirurgie
en 1774, j'effayois de prouver par l'obfervation, l'inutilité de l'extirpation de certaines
tumeurs enkiftées. J'y difois, que c'étoit
moins l'exiftence du kifte qui donnoit lieu
au renouvellement de la tumeur, que l'en-
chainement des vaiffeaux ou des cellules
affectées qui y correfpondent. L'expérience
marchoit de front avec l'obfervation, & l'a-
cadémie daigna acceuillir mes réflexions. Il
n'étoit pas queftion dans ce mémoire de
profcrire généralement l'extirpation de toutes ces fortes de tumeurs. Je défignois celles
dont il fuffifoit d'ouvrir le kifte dans toute
fon étendue, de l'enflammer & d'y exciter
une fuppuration fubféquente, pour les guérir radicalement. J'indiquois enfuite les moyens fimples qui m'ont toujours réuffi pour
parvenir à cette fin. La teinture d'euphorbe,
l'huile de moutarde, l'huile effentielle de

thérébentine appliquées un peu chaudes ont conſtamment rempli mon objet.

Dans le cas où j'ai à craindre la correſpondance de quelques vaiſſeaux ou cellules affectées, inhérentes à la tumeur, j'obſerve avec attention à la levée du premier appareil, ſi rien au dedans ne décéle cette correſpondance. Les tumeurs enkiſtées qui naiſſent au milieu des tiſſus graiſſeux, ou dans l'interſtice des muſcles, ſont plus ſuſceptibles de cet inconvénient, que celles qui ſurviennent ſur la rotule ou ſur le crâne. Lorſque l'on découvre intérieurement les racines, je propoſe d'en reconnoître la direction & l'étendue au moyen d'un ſtylet ; puis enſuite de le faire rougir & de l'y porter auſſi profondément qu'il eſt poſſible, en ſuivant la direction du ſinus. Trois fois j'ai eû l'occaſion de faire uſage de ce petit procédé & je crois devoir lui attribuer des ſuccès que je n'aurois pû me promettre, ſi je l'euſſe négligé.

Terminons ici nos réflexions ſur la maladie de Mr. le Marquis de C *** & diſons, que le point effentiel de la cure confiftoit à découvrir le foyer principal de la tumeur, fi non à la premiére, au moins à la feconde repullulation. Peut-être le malade ne fe feroit-il pas foumis à la diffection de la tumeur, attendu qu'elle avoit jettée de profondes racines ; & que déja il auroit été un peu hafardeux de tenter cette opération. Mais en fouillant à l'aide d'un cautére actuel, figuré à propos, (*) dans le fiége même de cette tumeur, on l'auroit détruite à coup fûr ; paffé ce terme, il y a grande apparence qu'elle n'étoit plus fufceptible de cure radicale.

____

(*) Le cautére actuel & le potentiel produifent des effets bien différens. Les praticiens qui joignent l'obfervation à l'ufage qu'ils font de l'un & de l'autre, font bien dans le cas de les diftinguer. J'ai donné l'hiftoire de l'extirpation d'une loupe au genou, de laquelle on prétendoit vouloir détruire, au moyen d'un cauftique fous forme liquide, une petite portion du kifte qui n'avoit pu être extirpée, pour caufe d'une adhérence trop étroite à la rotule. Il eft inoui à quelles épreuves a été mis le malade! je tiens compte de plus de huit abfcés furvenus en différentes parties du genou, dans le cours d'une année, que la maladie a duré, pour avoir voulu à diverfes fois s'obftiner à détruire par le cauftique, une parcelle de kifte, à laquelle on avoit la maladreffe d'imputer les maux que l'on faifoit éprouver au malade. L'expérience, l'obfervation, & le temps défabuferont peut-être un jour de cette erreur.

PRÉCIS D'OBSERVATIONS
SUR L'ABUS DE LA COMPRESSION

ET

L'UTILITE DES CONTR'OUVERTURES

DANS LE TRAITEMENT DES ABSCÈS

ET DES

ULCÈRES CAVERNEUX.

LES cas qui exigent la contr'ouverture ou la compreſſion ſont très-fréquents dans la pratique chirurgicale; mais juſqu'à préſent l'emploi qu'en a fait le commun des chirurgiens a été aſſés conſtamment ſoumis à la routine. La compreſſion, comme un moyen plus doux eſt miſe en uſage d'abord, & ſi elle eſt inſuffiſante ou préjudicable, on en vient à la contr'ouverture. Tout uſage eſt abuſif dès qu'il n'eſt pas raiſonné, & l'empiriſme qui lui ſert de baſe n'eſt propre qu'à mettre des entraves au génie & à reſſerrer les

bornes de nos connoiffances. L'obfervation
feule eft peut-être plus nuifible au progrés
de l'art qu'elle ne peut lui être utile. C'eft
le rapprochement des faits , leur comparaifon, la méditation de leurs phénomènes qui
leur donnent de la vie, fans laquelle ils ne
font que des cadavres dangereux, propres à
répandre la contagion de la routine & de
l'erreur.

La cure générale des tumeurs fuppurées
confifte dans l'évacuation du pus & la confolidation de l'ulcère. Ou la tumeur s'ouvre
feule, ou elle eft ouverte par le chirurgien :
dans l'un & l'autre cas fi l'ouverture fuffit
pour vider, d'une manière facile & fûre,
toute la cavité du foyer, la confolidation eft
bientôt parfaite fans autre foin de la part du
chirurgien, que celui d'écarter les accidens
par un panfement fimple & un régime approprié. Mais fi la matière n'a pas une iffue
libre, qu'elle croupiffe dans des cavernes ou
alongemens finueux, ce croupiffement ne
provenant point de la petiteffe de l'ouverture, le chirurgien doit en procurer l'écou-

lement, foit par une compreffion méthodique qui la dirige continuellement vers l'ouverture, a mefure qu'elle eft exprimée du tiffu de la partie ; foit par une ouverture nouvelle faite fur l'endroit même où le pus eft retenu. Auquel de ces deux moyens le chirurgien donnera-t-il la préférence ? tentera-t-il le plus doux aux rifques d'alonger la cure ou d'augmenter le mal, pour en venir après au plus actif ; ou employera-t-il d'abord celui-ci, l'autre ayant pu fuffire ? On perd du tems à des effais inutiles & cette perte eft un grand mal ; on tourmente les malades par des moyens fatiguants ou douloureux, & c'eft un plus grand mal encore. Mon but dans cet effai eft d'examiner les cas où la compreffion peut & doit fuffire à l'évacuation & à la confolidation des abfcès & des ulcères caverneux, & ceux où l'on doit d'abord recourir à la contr'ouverture fans employer la compreffion, ce moyen ne pouvant être qu'inutile ou nuifible.

On ne peut prefcrire l'ufage d'un remède fans en connoître les effets : je débute donc par quelques réflexions fur la manière d'agir de la compreffion & des contr'ouvertures pour fervir d'introduction à la connoiffance de leurs ufages.

La compreffion diminue l'efpace du foyer comprimé & dont on a intention de procurer par fon moyen la réunion ; elle affaiffe ou rétrécit le calibre des vaiffeaux & gêne la circulation des liqueurs, elle fatigue & irrite la peau fur laquelle elle eft appuyée. De cette triple action, immédiate & primitive de la compreffion réfultent tous les effets qu'on en attend & tous ceux qu'on peut en craindre.

Par la diminution du foyer, & le rapprochement de fes parois, la compreffion oblige la matière purulente qui y eft retenue à s'écouler par fon orifice, & met ces mêmes parois en contact & à portée de fe réunir, dès que par la déterfion du fac, elles auront les qualités requifes, & que l'abondance du pus ne fera plus obftacle à leur recollement. Tels font les avantages que le chirurgien fe propofe de la compreffion métho-

dique

dique pour la cure des ulcères & foyers caverneux. Rien ne feroit plus avantageux en
effet que ce moyen, fi la manière d'agir
étoit toujours la même comme il femble
que cela devroit être, puis qu'étant purement méchanique il devroit produire des
effets déterminés ; mais il en eft de ce
moyen comme de tous ceux qu'on emploie à
la guérifon des maladies, dont les effets font
toujours relatifs au tems & aux circonftances de la maladie, à la difpofition anatomi-
que de la partie, aux variétés que le changement de pofition & le jeu des organes déterminent néceffairement. Mais fuivons l'examen de fes effets, relativement à l'état varié des différens foyers caverneux.

I.° Quand le finus qui communique du
foyer comprimé avec l'orifice de l'ulcère
eft étroit, tortueux ou obftrué dans quelque
point de fon trajet & qu'il ne dégorge pas
librement, la matière comprimée agiffant de
tout côté, à la manière des liquides, fe gliffe
dans le tiffu des parties & porte dans leur
fubftance un engorgement qui l'expofe aux
abfcès collatéraux, à des clapiers &c.

II.° La compreſſion diminue le calibre des vaiſſeaux médiocres, affaiſſe totalement ceux qui ſont plus petits & par-là elle gêne confidérablement la circulation, tant dans le centre de l'endroit comprimé que dans ſon voiſinage ; ce qui cauſe un engorgement ſenſible, qui devient quelquefois un obſtacle à l'épuiſement & au recollement du foyer.

III.° L'irritation que l'appareil compreſſif cauſe à la peau, ſurtout lorsqu'elle a peu d'épaiſſeur & qu'elle eſt amincie par le pus, y attire quelquefois une inflammation qui oblige à abandonner ce moyen pour recourir à la contr'ouverture. Dans ce cas l'inflammation fait quelquefois ce que le chirurgien auroit dû faire, elle ouvre la peau & procure une contr'ouverture naturelle.

Dans cette énumération générale des avantages & des inconvéniens de la compreſſion, on n'entend parler que de celle qui eſt faite avec méthode, & dans les cas où elle eſt véritablement indiquée ; car lorsqu'elle eſt employée mal-à-propos ou malfaite, elle peut donner lieu aux accidens les plus graves & occasionner la perte du malade.

La compression pour être bienfaite, doit I.° être assez légère pour ne faire que diminuer la cavité du sac dont on veut expulser la matière, sans que ses parois se touchent d'abord, pour ensuite être augmentée par gradation jusqu'à son entier affaissement. II.° Elle doit être égale, portant autant sur les bords du foyer que sur son centre (*) & s'étendre toujours un peu andelà de ses limites, sur les parties environnantes, pour resserrer plus efficacement la cavité & fatiguer moins la peau; III.° elle doit être faite de manière à diriger perpétuellement la matière vers l'orifice de l'ulcère, en laissant parfaitement libre le trajet qui doit l'y conduire. On lit dans les auteurs les règles qu'il

____

(*) Beaucoup de chirurgiens se conduisent d'une manière toute opposée & en [illegible] entier parfaitement dans les vues de la nature, en [illegible] à l'épanchement [illegible] dans la cavité par un [illegible] mode [illegible], par la forme de cette cavité : il en résulte que le [illegible] est forcé de croupir à la circonférence du foyer & même de refluer vers les parties voisines.

faut fuivre pour mettre ces préceptes en exécution (*).

Il eft affés rare que la compreffion feule fatisfaffe à toutes nos efpérances, nous fommes fouvent obligés pour aider fon effet d'y joindre les injeétions pour délayer les matières & en faciliter l'écoulement; cependant ce moyen auxiliaire en apparence fi doux & fi analogue à l'état du mal, n'eft pas exempt d'inconvéniens, qui font affés graves pour engager les chirurgiens à ne l'employer dans le traitement des abfcés & des ulcères, que dans des circonftances indifpenfables & avec la plus grande circonfpeétion. Mon expérience m'a convaincu que ce n'eft pas à tort queMr. GRILLON en a beaucoup reftraint l'ufage dans le traitement des maladies qui font le fujet de cet effai (**).

(* GUY DE CHAULIAC eft celui des auteurs que je connoiffe q i a le mieux décrit la manière d'appliquer l'appareil compreffif, les régles qu'il donne à ce fujet annoncent le praticien obfervateur. On peut auffi confulter avec fruit le §. 415. de VAN SWIETEN fur BOERHAVE.

(**) Voyez Mém. fur les injections qui a remporté le prix de l'académie royale de chirurgie en 1758.

„Par la contr'ouverture, dit Mr. Louis, on
„ met directement à découvert le foyer de
„ l'abſcès, on en déterge la cavité, & le ſinus
„ oppoſé ſe guérit par les ſeules forces de la
„ nature dès que le pus ne ſe porte plus de
„ ce côté„ (*). La contr'ouverture procure
ſur le champ une iſſue libre & immédiate
à la matière purulente. Après l'évacuation,
les parois du ſac ſe dégorgent & ſe recollent,
comme cela arrive après l'ouverture d'un abſcès. La contr'ouverture ſatisfait en même
temps à toutes les indications, particulièrement lorsque la ſubſtance des parties conſerve aſſés de reſſort pour opérer le rapprochement des parois du ſac, à meſure qu'elles
expriment la matière dont elles ſont abreuvées. Si au contraire les parties ſont conſidérablement dévaſtées par le pus, qu'elles
ayent peu de reſſort, une compreſſion légère & méthodique doit concourir avec la

---

(*) Remarques ſur les fiſtules dans le tom. 4. de ſa
traduction des aphoriſmes de chirurgie de Boerhave & des
commentaires de Van Swieten pag. 373.

H 3

contr'ouverture à réparer le déſordre. C'eſt
dans ce cas qu'une méche paſſée dans le
ſinus devient auſſi d'un grand ſecours ; elle
favoriſe l'écoulement des ſucs qui abreuvent
la partie. Enfin la contr'ouverture découvre le fond du mal, permet à l'œil & au
doigt du chirurgien d'en ſcruter les recoins
& de découvrir toutes les diſpoſitions vicieu-
ſes qui peuvent faire obſtacle à la guériſon,
telle que la carie, les corps étrangers &c.

On voit par les réflexions qui précédent,
que l'uſage de la compreſſion dans le traitement des ulcéres caverneux ſemble devoir
être borné à un petit nombre de cas ; parcequ'il n'eſt pas ordinaire que ces ulcéres ſe
trouvent dans des diſpoſitions favorables à
l'emploi de ce moyen, qui ne peut être efficace que lorſque le ſac eſt peu conſidérable & peu éloigné de l'orifice de l'ulcére,
que quand la voie de communication eſt
bien ouverte & bien libre, ſans tortuoſité ni
clapiers, & que les parois du ſac ne ſont ni
dévaſtées ni abreuvées au point d'avoir beſoin d'une longue ſuppuration pour ſe réunir

& fe confolider. Tous les ulcères de ce genre qui manqueront de ces difpofitions favorables, ou qui feront précifément dans les circonftances contraires ne font point dans le cas d'être confolidés par le fecours de la compreffion. Il n'y a qu'une circonftance qui faffe exception à cette régle générale, c'eft lorfque la contr'ouverture ne pourra pas être faite fans danger, ou fans de grands inconvéniens, foit à caufe de la profondeur du foyer caverneux, foit à caufe de la fituation fous des parties qu'il faut refpecter & dont la léfion feroit dangereufe : ce qui fe rencontre rarement, furtout aujourd'hui que les progrés de l'art ont fait voir qu'il y a peu de parties à travers lefquelles une main adroite ne puiffe pénétrer. Il paroît même que ce n'eft que dans cette circonftance que les anciens recommandoient la compreffion. GALIEN & d'aprés lui GUY DE CHAULIAC ont confeillé le bandage expulfif pour réunir les ulcères caverneux lorfqu'on n'aura pas pu les incifer dans leur racine & dans leur fond.

H 4

En 1773 j'ouvris un abſcès conſidérable au genou à une fille de 19 à 20 ans ; le foyer ſe détergea bientôt, & la conſolidation avançoit lorſqu'il ſe forma un nouveau dépôt à trois pouces du premier, vers la partie inférieure & interne de la cuiſſe. Ce ſac ſe vida en partie par l'ulcère qui reſtoit encore du premier abſcès, au moyen d'un ſinus aſſés étroit & qui dégorgeoit mal. Comme le trajet du ſinus n'étoit pas abſolument conſidérable, je crûs qu'en l'élargiſſant avec un dilatant je pourrois à l'aide d'un appareil expulſif procurer l'évacuation & la déterſion de ce ſac. Je portai dans le ſinus une méche ou eſpece de bougie d'éponge préparée, qui procura l'eſſet que je déſirois, & facilita le dégorgement complet du ſac ; mais ce ſinus ſe reſſerra bientôt de nouveau, j'y plaçois un cylindre de trochiſques de *minium*, qui fit une eſcarre dont la chûte procura une iſſue libre & ſuffiſante à la matière. Je parvins à conſolider le ſac au moyen de la compreſſion dans quinze jours. Il eſt preſque hors de doute que la compreſ-fion n'eut pas réuffi fi je n'euffe corrigé la mauvaife difpofition de l'ulcère qui pouvoit rendre ce fecours inutile ou même pernicieux.

Il paroît réfulter de cette obfervation que fi le finus eft trop étroit pour permettre à la matière de couler avec liberté, la compreffion eft infructueufe, & que quand le finus ne pourra être dilaté à caufe de fa longueur ou de fa tortuofité, on ne peut ni on ne doit effayer ce moyen, la contr'ouverture étant indifpenfable.

II^{de}· Obf. Pierre Nicot, dragon du régiment de Boufflers, compagnie de Belabre, eft entré à l'hôpital militaire de Neuf - Brifac le 12 avril 1785, ayant depuis quelques jours une tumeur phlegmoneufe confidérable à la partie inférieure & un peu interne du bras droit, environ deux pouces audeffus du coude. Trois jours d'ufage de cataplafmes émolliens & maturatifs aménerent cette tumeur à l'état d'abfcès. Elle fut ouverte le 15 dans toute fa longueur. Tout annonçoit une guérifon prochaine lors-

H 5

que trois femaines après il fe forma une nouvelle inflammation dans le pli du bras, dont le pus coula bientôt par la première ouverture. La peau quoique rouge & fenfible me fembla en état de fouffrir la compreffion ; mais je me trompai : la douleur augmenta , il furvint de l'inflammation & je fus obligé d'en venir à la contr'ouverture. Il fe fit fucceffivement trois autres dépôts dans les environs du premier ; je fus obligé d'en ouvrir encore un, & les deux autres ont été taris au moyen de la compreffion , avec la précaution cependant de dilater le finus de communication de tems en tems avec des méches d'éponge préparée ou des bouts de cordes à boyaux ; Enfin le malade eft forti parfaitement guéri, le deux juillet. La guérifon auroit peut-être été plus prompte en faifant des contr'onvertures partout, mais je voulois ménager la fenfibilité du malade qui craignoit extrêmement les incifions.

On n'emploiroit qu'affez rarement ce dernier moyen, s'il n'y avoit que l'étroiteffe de l'orifice des ulcères caverneux qui foit un obftacle à la réuſſite de la compreſſion; mais on la voit devenir inutile & même nuiſible dans des occaſions où le pus peut s'écouler & s'écoule effectivement avec liberté.

1.º Lorsque le foyer purulent eſt ſpacieux & très-étendu ; 2.º quand la matière à beaucoup dévaſté le tiſſu des parties, qu'elles en ſont abreuvées ; 3.º lorsque les tégumens ſe trouvent dilacérés & amincis ; 4.º Quand le foyer eſt lui-même caverneux, partagé en pluſieurs cellules & fourni de clapiers ; 5.º Quand le pus eſt de mauvaiſe qualité ; 6.º Lorsque l'ulcère eſt entretenu par un corps étranger ou par la carie des os ; 7.º Lorsque le fac eſt fitué plus bas que l'orifice par où il doit ſe vider ; 8.º Quand ce fac a ſon ſiége dans des parties dont la molleſſe, la laxité ou la difpoſition ne peuvent préſenter à la compreſſion un point d'appui fuffifant ; 9.º Lorsqu'enfin le foyer eſt ſous des parties dures qui ne ſauroient être comprimées.

§. I.

Quand le foyer eſt ſpacieux, il y a toujours du délabrement dans la partie, elle eſt
plus ou moins abreuvée & il faut une ſuppuration proportionnée au déſordre pour la
remettre dans ſa premiére intégrité. Il n'eſt
pas douteux qu'en cas pareil la compreſſion
réuſſiroit mal. Très - ſouvent on eſt obligé
de multiplier les contr'ouvertures, tant pour
procurer au pus des iſſues plus libres &
moins éloignées, que pour faciliter la ſuppuration des parois du foyer & y porter avec
aiſance les médicamens néceſſaires. L'obſervation de ce précepte eſt de la plus grande
importance ; & des praticiens diſtingués ont
eu quelquefois à ſe repentir de l'avoir négligé. Nous liſons dans LAMOTTE un obſervation remarquable qui montre le danger auquel on expoſe un malade, en négligeant
les contr'ouvertures dans les abſcès dont le
foyer a beaucoup d'étendue.

IIIᵐᵉ· Obſ. „Un homme avoit un abſcès
„ qui s'étendoit depuis le pli de la feſſe juſ-
„ qu'à la malléolle externe, & dont toute l'é-

,, tendue étoit fort remplie de matière. Je
,, crûs, dit l'auteur, qu'en ouvrant cette
,, grande dilacération des tégumens, fous
,, lesquels elle étoit contenue, en leur par-
,, tie fupérieure, vers la circonférence des
,, mufcles fefliers, & proche la malléole,
,, je veux dire à fes deux extrêmités, le
,, milieu fe pourroit confolider, comme il
,, m'eft fouvent arrivé en d'autres rencontres,
,, *fans continuer le progrès de l'ouverture d'une*
,, *extrêmité à l'autre.* Il fortit plus de huit
,, à dix livres de pus par ces deux ouver-
,, tures, dont le malade fe trouva très-fou-
,, lagé pendant fept à huit jours ; après
,, lesquels, & lorsque je croyois que les
,, chofes approchoient de leur fin, les dou-
,, leurs revinrent de nouveau plus vives
,, qu'auparavant, à l'endroit que j'avois
,, ménagé fans le vouloir ouvrir; ce qui
,, m'engagea (après avoir temporifé pendant
,, plufieurs jours, & avoir vu les douleurs
,, augmenter fans ceffe) *a détruire ce que j'a-*
,, *vois épargné jufqu'alors.* Après quoi le
,, malade fe trouva fans douleur, mais ré-

„ duit à garder le lit longtems (plus d'une
„ année) pendant que cette terrible ouver-
„ ture fut à s'incarner & à se cicatriser ,
„ quelque soins que je prisse pour en avan-
„ cer la guérison (*)„ .

On ne peut mieux apprécier cette observation de LAMOTTE que par un passage du
Mr. LOUIS, article contr'ouverture, de l'en-
cyclopédie. « On retire beaucoup de fruit
de l'usage des contr'ouvertures dans les
grands abscès, dit ce grand chirurgien, au
moyen des incisions placées convenablement à différens points de la tumeur, on
ménage la peau, on découvre moins les
parties ; les suppurations sont moins abondantes & les cures sont de moindre durée
& plus faciles à obtenir ; chaque lèvre de
division fournissant des points d'appui à la
formation d'une petite cicatrice. Tous ces
avantages sont démontrés , & l'expérience
journalière fait voir la difficulté & le tems

____

(*) Chirurg. complette. Tom. 1. pag. 321. Obs.
LXXIX. Ed. in 8.

qu'il faut pour réparer une grande perte de fubftance.,,

Il refulte de ces régles dictées par l'expérience & la réflexion, que la conduite que LA-MOTTE a tenue dans le traitement de la maladie qui fait le fujet de fon obfervation feroit aujourd'hui très-repréhenfible. Mr. SABATIER qui a ajouté des notes à la chirurgie de cet auteur, dit à cette occafion qu'on eft juftement effrayé de l'étendue prodigieufe d'une pareille ouverture, & que l'on a peine à fe perfuader qu'on n'eut pu l'épargner au malade, en en pratiquant plufieurs de diftance en diftance. Il eft clair que la longueur de la cure n'a dû fa caufe qu'à la méthode inhumaine & peu raifonné que LAMOTTE employa.

L'obfervation fuivante prouve le danger auquel on expofe les malades en négligeant les contr'ouvertures dans le cas des grands délabremens, & l'impoffibilité de rétablir les parties dévaftées au moyen de la compreffion.

IV.me. Obf. Le nommé Lidaine, de la

paroiſſe de Falletans près de Dôle en Franche-Comté , d'une bonne conſtitution & âgé de 55 ans, eut au mois de Sept. 1778, un éréſipèle à la jambe gauche, qui s'étendoit depuis le cou du pied jusqu'au milieu de la cuiſſe. Cette inflammation s'eſt terminée par la gangrêne en pluſieurs endroits, & dans tout le reſte par la ſuppuration du tiſſu graiſſeux, qui ſe détacha par lambeaux & laiſſa ſous la peau des excavations nombreuſes & conſidérables. Le pus n'avoit d'iſſue que par des ouvertures ſinueuſes à peine ſuffiſantes pour dégorger le ſuperflu de ce que pouvoient contenir les différens foyers caverneux: il étoit dans cet état, lorsque je fus appellé à ſon ſecours. Je ne pus malgré les repréſentations les plus preſſantes faire conſentir cet homme à laiſſer pratiquer les inciſions néceſſaires pour évacuer cet énorme vide. Je fus obligé de me borner au bandage compreſſif, aux injections amères & déterſives. Pluſieurs grands ulcèles provenants de la chûte des eſcarres gangrêneuſes ſe conſolidérent aſſés bien ; mais

les

les finus fe multiplièrent fans rendre la pofition du malade meilleure. Ce malheureux
étoit miné par une fiévre lente qui le jetta
dans la confomption, que je combattis en-
vain au moyen du kina, des toniques & autres
moyens antifeptiques ; il mourut enfin victime de fon entêtement le 3 janvier 1775.

§. II.

Lorfque le pus a beaucoup dilacéré la
partie, qu'elle en eft abreuvée, il faut une
longue fuppuration pour l'en débarraffer ; &
la compreffion dans ce cas ne réuffit prefque
jamais. Peut-être eft-ce parceque ce moyen
en expulfant la plus grande partie de la
fuppuration du foyer, il en retient toujours
une portion qui croupit dans les cellules
nombreufes du tiffu graiffeux délabré, dont
la plûpart échappent à l'action compreffive
de l'appareil ; de là vient que la partie s'in-
filtre davantage, que la laxité augmente, qu'il
fe forme de nouveaux foyers ou que le premier s'agrandit. C'eft pourquoi la compreffion ne réuffit point dans les dépôts qui font
les fuites des grandes & longues douleurs de

rhumatifme; ces fortes d'abfcés ont toujours
une certaine étendue , leurs parois toujours
plus ou moins abreuvées & leur cavité jamais bien réguliére , ce qui a lieu dans
toutes les inflammations fourdes & pourrif-
fantes qui produifent toujours une fuppuration imparfaite & de mauvaife qualité.

Vme. Obf. Une pauvre femme aprés avoir
porté pendant plus d'un an une douleur
rhumatismale des plus fortes, qui s'étendoit
à toute la partie externe de la cuiffe droite
& aux lombes, eut un abfcès confidérable
qui fut plus de trois mois à venir à fuppuration. Il étoit fitué audeffus de la cuiffe
plus haut que le trochanter & occupoit
presque toute la face externe de l'os des îles
jusqu'à l'os facrum. J'en fis l'ouverture à
la partie la plus déclive, je détruifis avec
mon doigt toutes les brides que je pus atteindre & panfai à l'ordinaire. Quelques
jours après voyant que le difque poftérieur
du foyer qui avoifinoit l'os facrum, fourniffoit beaucoup de pus, lorsque je le preffois
avec la main, j'y appliquai un appareil

compreffif. Ce moyen fut continué pendant plus de quinze jours fans aucun fuccès ; la partie antérieure du foyer fe détergeoit, l'ouverture devenoit tous les jours plus étroite, tandis qu'il fe faifoit une bouffiffure dans le voifinage de l'endroit comprimé qui augmentoit tous les jours, & l'ulcère fournifloit toujours abondamment. Je recourus aux injections déterfives que j'employai pendant huit jours fans fuccès. Alors je vis que l'ulcère alloit devenir fiftuleux par le défaut de déterfion du fond ; auffi fis - je une contr'ouverture qui procura la guérifon au bout d'un mois ; ce que je n'aurois très-fûrement pas obtenu en continuant la compreffion dont les mauvais effets étoient fenfibles.

VIme. Obf. J'ai fuivi à peu près la même méthode dans le traitement d'un abfcès confidérable furvenu à une autre femme, auffi à la fuite d'un rhumatifme. Celui-ci occupoit toute l'épaule depuis l'articulation & un peu audeffus, par une incifion de trois pouces de longueur. Le foyer étoit deffous la portion du deltoïde qui se trouve à cet endroit & se continuoit sous celle du trapèze qui est contigue, tout le long de la fosse sus épineuse de l'omoplate jusques près de l'épine. Je n'avois guères de confiance à la compression en ce cas ; mais la résistance de la malade pour la contr'ouverture m'obligea de m'en servir encore. Ce fut avec aussi peu de succès que chés la femme qui fait le sujet de l'observation précédente, quoique j'ai pris toutes les précautions possibles pour la diriger convenablement & donné à la malade une attitude favorable à l'écoulement du pus. La bouffissure & l'écoulement séreux abondant ramenèrent cette femme à la docilité. Une ouverture faite à la partie postérieure du foyer donna issue à beaucoup de matière qui avoit croupi sous les muscles & derriere les cloisons celluleuses que je n'avois pu détruire lors de la première incision. Je passai une méche d'une ouverture à l'autre ; j'animai le digestif avec la poudre de mirrhe, & le fond directement découvert se détergea bientôt.

VIIme. Obf. En 1770, un pêcheur de 35 à 40 ans, eut un éréfipéle phlegmoneux à la jambe droite, fuite d'une contufion négligée. L'inflammation s'étendit depuis le genou jufqu'au pied. L'endroit de la blef-fure, qui étoit à la partie moyenne de la jambe fur le tibia, tomba par lambeaux, plutôt par macération que par gangrêne, & laiffa voir le tiffu graiffeux très-épaffi qui étoit en fuppuration & détaché de la peau & des mufcles. Je fis une incifion à la peau d'en-viron cinq pouces de longueur, qui me fervit à extraire tous les lambeaux detachés du tiffu cellulaire, & j'en tirai de confidé-rables. Toutes les excavations que cette fuppuration deftruĉlive avoit laiffées, fe re-collerent affés bien; mais il furvint plu-fieurs dépôts confécutifs. Le premier fe mon-tra à la partie fupérieure - interne du gras de la jambe; j'en fis l'ouverture, il n'étoit pas confidérable. Quelques jours après j'ap-perçus qu'en preffant le long de la partie interne de la jambe, audeffous de ce nou-veau dépôt, il fortoit par l'ouverture de celui-ci beaucoup de pus. Pour mieux connoître la fituation & l'étendue de ce fecond foyer, je tamponnai l'ouverture pour obliger la matière à s'accumuler. Au bout de douze heures la tumeur étant remplie prononça plus haut que la malléolle interne près de l'endroit où les mufcles jumeaux commençent à former le tendon d'achille. Le finus de communication entre ces deux foyers avoit huit pouces de longueur à peu près. Il dégorgeoit bien lorsqu'on comprimoit le foyer, mais tout le tiffu cellulaire voifin étoit abreuvé; le pied étoit œdémateux. Ces circonftances me parurent contr'indiquer la compreffion. Je fis une contr'ouverture & je paffai une méche dans le finus, que je n'y laiffai que quelques jours, après lesquels une legère compreffion en favorifa le recollement : les deux ouvertures fuppurérent encore quelque temps, puis elles fe cicatriférent folidement. Il fe forma encore deux autres dépôts à la partie externe de la jambe , l'un à la partie moyenne du mollet & l'autre plus petit, fous le jarret. L'ouverture du premier évacua également le ſecond par une communication qui me parut très-libre. J'employai cette fois le bandage expulſif. Mais au bout de quinze jours la peau de deſſous le jarret s'enflamma, & je fus obligé d'y faire une contr'ouverture, qui completa bientôt la guériſon. Cette maladie a duré près de cinq mois (*).

Il eſt hors de doute que dans les trois dernières obſervations que je viens de rapporter, j'aurois hâté la guériſon en recourant d'abord à la contr'ouverture, ſans employer la compreſſion qui étoit viſiblement contr'-indiquée, ſurtout dans les deux premiers cas, par la dévaſtation de la partie. C'eſt une

------

(*) Les dépôts conſécutifs des ſinus, les clapiers ont lieu fréquemment après les grands inflammations qui ont affecté une grande étendue de tiſſu graiſſeux, lors même que tout ſemble annoncer une guériſon prochaine. En ce cas un bandage méthodiquement appliqué pour ſoutenir le ton languiſſant de la partie eſt le meilleur préſervatif de ces ſortes de foyers. Bien entendu qu'on n'en fera uſage que quand l'inflammation ſera entièrement ou en grande partie diſſipée. Il faut y joindre les purgatifs, les dépurans, ſelon les indications.

I 4

faute groſſiére que je commis & dont je fais l'aveu dans l'eſpoir qu'il pourra être utile aux éleves. Mr. MARVIDES dans ſon mémoire ſur les fiſtules, couronné par l'académie R. de chirurgie, rapporte une obſervation de BOREL médécin de Caſtres qui vient à l'appui des principes que j'ai adoptés. La fiſtule ancienne & invétérée qui en fait le ſujet céda promptement après l'ouverture qui ſe fit à la tumeur.

Sous la compreſſion, la voie de communication du foyer purulent avec l'orifice de l'ulcére ne ſe conſolide que lorsque le foyer l'eſt entiérement, parcequ'elle ſert toujours de paſſage au pus qui en découle ; dans le cas au contraire d'une contr'ouverture, c'eſt ce trajet qui eſt toujours le premier conſolidé, & longtemps avant le foyer auquel il ſervoit d'égoût. Cette obſervation nous ſemble démontrer l'avantage de la contr'ouverture pour le plus grand nombre de cas. Le foyer peut ſe déterger & ſe recoller ſous la compreſſion ; mail il peut ſe former encore de nouvelles cavernes dans le trajet dont nous parlons , ce qui n'a pas lieu lorsque la contr'ouverture a été faite à temps, puisque ce trajet se recolle bien avant le foyer qui dès lors n'est plus qu'un ulcère simple qui marche à grands pas vers la confolidation.

§. III.

Quand le pus a dilacéré & aminci les tégumens, la compreffion est abfolument contr'indiquée; la peau trop fenfible , trop irritable , s'enflamme bientôt comme on l'a vu dans la derniére obfervation , & elle s'ouvre d'elle même fi on ne la débarraffe du fardeau qui l'opprime ; c'est que j'ai vu quelquefois & notamment fur la femme que fait le fujet de ma fixiéme obfervation. Environ deux mois après fa guérifon , la cicatrice provenant de la premiére ouverture , près de l'articulation du bras avec l'épaule fe rouvrit par un très-petit finus & donna iffue à beaucoup de pus. Cette matière venoit d'un petit dépôt qui s'étoit fait immédiatement fous la peau à la partie externe & fupérieure du bras, trois pouces audeffous de la cicatrice, & qui étoit venu à fuppuration

fans beaucoup de douleur ni d'inflammation. Cette femme voyant que le pus couloit par l'ancienne plaie qui s'étoit r'ouverte,
fe contenta de faire vider la tumeur & d'y
faire appliquer par fon mari une compreffe
en plufieurs doubles maintenue par une
bande. Elle avoit bien compris lors de fon
premier dépôt ce que c'étoit que la compreffion & pourquoi on l'employoit. Après
que cette femme fe fut panfée quelque
jours à fa façon, la peau qui recouvroit le petit fac s'enflamma & s'ouvrit dans l'endroit
le plus faillant & le plus mince ; ce qui
procuia une iffue plus immédiate & plus
libre au pus. La malade vint me voir ; j'a-
grandis la petite ouverture & je lui montrai à comprimer légéremeut le finus, qui
fut guéri au bout de deux ou trois jours,
& le petit foyer le fut entiérement dans
la quinzaine.

On abrége donc la cure de tout le temps
employé mal-à-propos à l'ufage de la compreffion , en recourant d'abord à la contr'-
ouverture , & on épargne des douleurs aux

malades. C'est toujours le parti que prend un chirurgien instruit dès qu'il apperçoit le mauvais état des tégumens.

„Un homme avoit un abscès considérable à la cuisse; on en fit l'ouverture à la partie supérieure extérieurement, à l'endroit où le pus auroit percé lui même les tégumens : il s'annonçoit par une petite tumeur circonscrite, rougeâtre, dont la peau étoit usée & devenue mince par l'érosion intérieure. Le pus avoit dilacéré les tégumens vers la partie inférieure & externe du membre, à six travers de doigt plus bas que l'ouverture. Les injections & les bandages expulsifs ayant été sans effet; on fit une contr'ouverture à la partie la plus déclive du foyer; *le bandage expulsif fut ensuite dirigé de haut en bas,* & la cure n'eut aucune difficulté„ (*).

§. IV.

La compression n'est pas plus indiquée

(*) V. Les remarques sur les fistules par M. Louis, citées.

lorsque le foyer eſt lui même caverneux , partagé en pluſieurs cellules ou environné de clapiers. On ſent parfaitement la difficulté de bien appliquer un appareil expulſif dans ce cas; il eſt impoſſible qu'il comprime également ſur tous les réduits caverneux à raiſon de la différence de leur figure , de leur direction &c. Il y en a d'ailleurs où la diſpoſition des cloiſons qui les ſéparent eſt un obſtacle à l'écoulement du pus. Il faut en ce cas faire une contr'ouverture ſur le principal foyer & tenter la compreſſion ſur les autres foyers qui en font des dépendances, à moins que par leur étendue & l'abondance de la matière qu'ils fourniroient, il n'y ait excluſion à ce moyen. Alors on aura recours à une ſeconde contr'ouverture & même à une troiſième s'il le faut. Mr. QUESNAY voudroit qu'on fit autant de contr'ouvertures qu'il y a de réduits caverneux, dès qu'on ne peut pas en faire une qui ſoit commune à tous. (*) Il faut

---

(+) Traité de la ſuppuration , page 182.

toujours faire la premiére contr'ouverture fur
le fac le plus confidérable, & le plus bas s'il
eft poffible. Après cette ouverture s'il n'y
a que des cloifons membraneufes & des brides, qu'elles foient à la portée du doigt, il
fera facile au chirurgien de les détruire; fi
au contraire il ne peut pas réuffir, & qu'en
comprimant ces foyers fubalternes ils fe vident facilement dans celui qu'on a ouvert,
& qu'ils ayent chacun en particulier les
difpofitions favorables mentionnées plus
haut, l'appareil expulfif fuffira pour en procurer le recollement. Mais fi ces foyers font
confidérables, fi l'on ne peut pas entiérement lever les obftacles qui s'oppofent à
l'écoulement du pus, on fera, comme le recommande Mr. QUESNAY, des contr'ouvertures jufqu'à ce qu'il s'en trouve une ou plufieurs qui puiffent fervir au dégorgement de
tous.

§. V.

Si le pus eft de mauvaife qualité, qu'il
foit fanieux, féreux, noir, plombé, fétide
ou très-abondant, il eft hors de doute que

la compreſſion ſera nuiſible. La ſeule indication que l'état de l'ulcère offre à remplir c'eſt de l'ouvrir, comme diſent les anciens, jusques dans ſa racine, pour découvrir la cauſe de la mauvaiſe diſpoſition du
pus. Quelquefois c'eſt l'abondance du tiſſu
graiſſeux engorgé ou macéré, d'autres fois
un corps étranger ou un os carié. Nous
avons vu plus haut les moyens de remédier
à la deſtruction du tiſſu graiſſeux : dans le
paragraphe ſuivant nous allons jetter un coup
d'œil ſur les accidens produits par des corps
étrangers dont l'exiſtence n'eſt pas conſtatée
d'abord, ainſi que ſur la carie; & nous rap-
porterons ſommairement les moyens qu'il
faut employer pour y remédier.

§. VI.

S'il eſt arrivé quelquefois qu'une plaie ou
un ulcère ſe ſoient fermés ſolidement ſur un
corps étranger, il faut auſſi convenir que le
plus ſouvent les corps étrangers font obſtacle à la réunion des plaies & des ulcères,
qu'ils donnent lieu à des abſcès, à des fiſtules, à des ſuppurations intariſſables, & qu'il

n'y a que l'extraction de ces corps qui puiffent procurer une guérifon folide & conftante. Mr. PETIT rapporte à ce fujet une obfervation bien intéreffante (*).

Un enfant de dix à douze ans avoit depuis dix mois à la région des lombes un ulcère caverneux extraordinairement fétide, duquel il couloit tantôt plus tantôt moins de
matière purulente, quelquefois blanche &
liée mais presque toujours mêlée de matière noire & plombée. Cet ulcère étoit la
fuite d'un abfcès confidérable qu'on lui avoit
ouvert en province. Après quelque temps
paffé dans l'efpérance que cet enfant guéri-
roit par le fecours des panfemens que lui
faifoient fes parens, après avoir confulté
différentes perfonnes, on demande M. PE-
TIT, qui fit fentir la néceffité de découvrir
le fond de l'ulcere. *Il ouvrit amplement la
caverne, de laquelle il tira un gros tampon de
charpie en forme de bourdonnet que l'on avoit*

(*) Oeuvres pofthumes, tome 2. pag. 47.

oublié dans la plaie. Le jour même les accidens difparurent & l'ulcère reprit le chemin
de la guérifon qui fut prompte. Parmi
les obfervations analogues à celle de Mr.
PETIT que je pourrois puifer dans les auteurs, je me borne à une qui eft très-fin-
gulière, rapporté par LAMOTTE.

"Une femme de la paroiffe de Gonneville
me fit voir un fein qui lui avoit abfcédé,
depuis environ quinze ans, & qui fe guéri-
foit & s'abfcédoit de temps en temps. En
preffant à pleine main tout le corps de cette
mamelle, je fus furpris d'en voir fortir un
corps étranger, que je crus d'abord un amas
de pus, qui par un long féjour fe feroit
endurci; mais étant venu à l'examiner, je
trouvai que c'étoit un bourdonnet de charpie
dont le deffus étoit imbibé de pus, mais le
dedans s'étoit confervé fec & blanc comme
s'il venoit d'y être introduit.... Je confeillai à la femme de laver feulement le lieu
avec de l'eau de vie, fans y mettre autre
chofe & qu'elle feroit guérie fans retour.

comme

comme il arriva en fort peu de temps.„ (*)

Les os cariés doivent être regardés comme des corps étrangers dans les ulcères ; il eſt impoſible de les reſermer ſolidement avant l'exfoliation de la portion altérée. Il eſt aiſé de ſentir la néceſſité de la contr'ouverture lorſqu'on ſoupçonnera ou qu'on reconnoitra par la ſonde, l'exiſtence de la carie & combien en ce cas, la compreſſion pouvoit être préjudiciable(**).

§. VII.

La ſituation du ſac plus haut que l'orifice de l'ulcère, quoiqu'avantageux, ne garantit pas toujours le ſuccés de la compreſſion ; mais lorſque cette ſituation eſt dans un ſens

---

(*) Chirurgie de LAMOTTE tom. 1. page 285. éd. in 8.

(**) Lors donc qu'un ulcère caverneux eſt difficile & long à guérir, ſans que cela puiſſe être attribué au mauvais état des chairs, de la peau, ou à la grande dévaſtation &c. on a lieu de ſoupçonner un corps étranger ou la carie, & le chirurgien doit employer toutes ſes connoiſſances à découvrir ces cauſes en cas qu'elles exiſtaſſent, parceque le malade n'a rien à eſpérer que de leur ſouſtra&ion.

K

contraire on ne doit point la tenter; cette difpofition désavantageufe étant prefqu'un fûr garant de fon inutilité. Un liquide remonte difficilement contre fon propre poids dans des parties fpongieufes & mollaffes fans fe fourvoyer. Si cependant on pouvoit donner à la partie une fituation qui mit le foyer plus haut que l'orifice de l'ulcère, on pourroit employer utilement la compreffion. J'ai lu quelque part, mais je ne puis me rappeller où, qu'un foyer purulent confidérable formé fous le jarret s'eft vidé par une ouverture fituée au haut de la cuiffe, proche la feffe, & que fes parois fe font recollées au moyen d'une compreffion méthodique & de la fituation du jarret fur un oreilles, pour donner plus de pente à la matière vers l'ulcère. La pratique de l'auteur de cette obfervation a peut-être été plus heureufe qu'éclairée. Par la fituation on a ramené la difpofition désavantageufe du foyer à celle qui étoit naturelle pour en favorifer le dégorgement; mais on n'a pu par-là, changer la longeur du finus qui contr'indiquoit en-

core la compreffion. Cette obfervation prou-
veroit ce que l'on fçait déja depuis long-
temps qu'on réuffit quelquefois en heurtant
de front les principes de l'art les mieux
établis, & que les procédés qui s'en écartent
ne fauroient être juftifiés par le fuccès même le plus complet. On peut affurer qu'en
cas pareil la compreffion feroit le plus fouvent inutile & même nuifible, & que dans
les cas même où elle pourroit réuffir, les
précautions qu'il faudroit prendre dans fon
application, les douleurs auxquelles elle
peut donner lieu, la rendroient encore inférieure à la contr'ouverture.

§. VIII.

Si le foyer caverneux a fon fiége dans des
parties dont la molleffe, le laxité ou la difpofition ne puiffent pas offrir à la compreffion un point d'appui fuffifant pour en affurer l'efficacité, on ne doit point mettre ce
moyen en ufage quand même l'ulcére feroit d'ailleurs difpofé le plus favorablement,
pour le faire réuffir. Tels font tous les cas
où les ulcéres ont leur fiége dans des par-

ties remplies de beaucoup de graiffe, comme les environs de l'anus, le pli de l'aine, celui de l'aiffelle, les parties qui ne font appuyées fur aucun corps folide, comme la partie antérieure du ventre &c. HEISTER rapporte qu'un homme de qualité avoit un abfcès confidérable au ventre dont l'orifice étoit près de l'ombilic & le fond à l'aine. Dans ce cas tout contr'indiquoit la compreffion ; la difficulté pour ne pas dire l'impoffibilité de la bien faire, la grandeur du foyer, la fituation de fon fond dans des graiffes abreuvées & qui devoient fuppurer &c. ne permettoient pas même de penfer à ce moyen; auffi HEISTER fit il une contr'ouverture, mais il ne dit pas quel en fut le fuccès.

Une femme, groffe de fix mois eut en 1774 un abfcès médiocre en volume à la partie interne & un peu poftérieure de la cuiffe, précifement dans le pli de la feffe. Quelques jours après l'ouverture de cette tumeur, je remarquai en comprimant vers l'anus qu'il en couloit un pus très-abondant, & je reconnus avec la fonde un foyer dans les graisses qui occupoient cette partie ; je fis auffitôt une contr'ouverture, & le tout fut confolidé avant le mois révolu. Auroit-il été prudent de tenter la compreffion ?

Dans les dépôts caverneux des mamelles, la compreffion ne réuffit que rarement ; d'ailleurs elle eft difficile à appliquer & à maintenir. La contr'ouverture au contraire procure la guérifon en peu de temps ; c'eft même le meilleur moyen d'éviter les grands délabremens que caufent quelquefois certains abfcès laiteux. Je parle ici d'après un affez bon nombre d'obfervations. Je fais dans les cas de cette efpèce autant de petites ouvertures qu'il y a de foyer & la cure n'eft ordinairement pas longue. En général les grandes incifions dans cette partie ne font pas fans de grands inconvéniens. J'ai été forcé une fois de paffer un féton dans une mamelle abfcédée ; le foyer qui étoit énorfe feroit difficilement détergé fans ce moyen.

§. IX.

Quand le foyer eft placé fous des parties dures, qui parconféquent ne font point fus-

ceptibles d'être comprimées , on n'a de reffource que dans la contr'ouverture ; cela eft
inconteftable. Le finus maxillaire, par exemple, a une ouverture naturelle pour l'écoulement de la morve , & cependant lorsqu'il
fe forme un abfcès dans fa cavité, il eft
fort rare que cette ouverture fuffife à fon
évacuation : on eft obligé d'en pratiquer une
autre à fa partie la plus baffe (*). Lorsqu'un
foyer purulent eft placé dans la circonférence
intérieure de la poitrine, derriere les côtes
ou fous le fternum , il eft fort difficile de
procurer la déterfion & la confolidation de
l'ulcère fans le fecours de la contr'ouverture,
en fuppofant même la plus parfaite liberté
dans l'ouverture primitive pour l'écoulement
du pus. Cette contr'ouverture fe fait quelquefois avec le biftouri, mais très-fouvent
ou eft obligé d'enlever une portion d'os

(*) Voyez pour ce qui concerne le traitement des maladies de ce finus, le mémoire de feu Mr. BORDENAVE
inféré dans les recueils de l'académie royale de chirurgie,
tome 4.

foit du fternum, foit des côtes, ce qui ne peut s'exécuter que par l'opération du tré- pan. On lit dans le mémoire de feu Mr. de la MARTINIERE fur l'opération du tré- pan au fternum, une obfervation de Mr. DUVIVIER, chirurgien-major de l'hôpital militaire de Landrecy, qui fait exception à la régle générale que j'établis ici d'après les meilleurs praticiens. Un malade qui avoit un abfcès dans la poitrine, derriere le fter- num, en fut délivré par l'ouverture de fon fommet & par le moyen de la fituation & par les effets de la toux ; fans qu'on ait été obligé de recourir à la perforation de l'os. Cette ob- fervation pourroit induire en erreur ceux qui ne la méditeroient point affés & qui la con- fidéreroient dans un jour éloigné des autres obfervations, qui font la bafe du favant mé- moire de Mr. de la MARTINIERE. On voit dans ce mémoire un exemple bien re- marquable du fuccès de la contr'ouverture pratiquée fur le fternum au fujet d'un dé- pôt fous cet os, d'après qu'on eut tenté en vain de confolider ce foyer par une ou

K 4

verture à fa partie fupérieure près du cou il faut lire cette obfervation dans l'ouvrage même, c'eft la 4.ᵉ En général les jeunes gens qui fe préparent à pratiquer la chirurgie dans les hôpitaux militaires ne trouveront rien d'auffi bien traité fur cette matière que le lumineux mémoire de Mr. de la MARTI- NIERE : cet ouvrage peut tenir lieu de tous les autres.

VAN SWIÉTEN rapporte une obfervation qui fe préfente ici fous un jour intéreffant & inftructif. « J'ai vu, dit-il, une fiftule dont l'orifice étoit ouvert à la partie antérieure de la poitrine, du côté gauche, & qui defcendoit par un chemin finueux derriere le cartilage d'un côté. On ne pouvoit empêcher par aucun moyen le pus de croupir au fond de cette cavité. La côte rendoit la compreffion impoffible & l'ouverture du fond de cette fiftule étoit finon tout-à-fait impoffible, du moins fort dangereufe. CELSE, continue l'auteur, a voulu à la vérité, qu'en cas pareil on coupât la côte des deux côtés & qu'on enlevât le fragment, de peur qu'il ne restât quelque corruption en dedans. Mais personne, à ce que je pense, n'essayra si aisément de retrancher dans un homme vivant une portion de côte, ensuite de l'arracher de la plevre à laquelle elle a des adhérences assés fortes. Le malade ayant éprouvé presque toutes les méthodes, sans en retirer aucun fruit, supporta patiemment le mal qu'il ne pouvoit éviter & mourut subitement deux ans après (*). Il est hors de doute que par un traitement méthodique on eut sauvé la vie à ce malade. Ce que VAN SWIETEN appelle méthode, n'étoit, comme le remarque Mr. LOUIS dans les notes qu'il a ajoutés à sa traduction, qu'un traitement varié arbitrairement dans le désir louable de guérir ; mais il n'y a, dit ce savant traducteur, qu'une seule & unique méthode qui doit être suivie avec connoissance de cause. Il n'y avoit dans ce cas que la contr'ouverture

---

(*) Comment. sur l'aphorisme 415. de BOERHAVE.

K 5

faite dans le fond du fac & la fouftraction d'une portion de la côte fi elle étoit cariée, capables de procurer la guérifon. On ne voit point quel pouvoit être le danger que Mr. VAN SWIETEN fembloit tant redouter de l'opération confeillée par CELSE. Une obfervation de Mr. FERRAND M^{tre.} en chirurgie à Narbonne, rapportée dans le mémoire de Mr. de la MARTINIERE, prouve l'efficacité ou plûtôt la néceffité de cette opération, qui a d'ailleurs été pratiquée dans tous les temps. (*) Plufieurs auteurs ont même confeillé la cautérifation après l'excifion de la portion offeufe cariée. JEAN DEVIGO ne craint point de ruginer & de bruler avec le cautère actuel les côtes cariées (*).

(*) Cette obfervation montre encore d'une maniére évidente la néceffité de la contr'ouverture. Dés que le foyer qui s'étendoit fous les mufcles épigaftriques audeffous du cartilage xiphoïde fut ouvert & le pus évacué, le malade qui fembloit être à l'extrémité parut revenir à la vie. La guérifon fut longue, mais folide ; & évidemment dûe aux foins de Mr. FERRAND.

(**) Liv. IV. traité III. chap. 2. fol. CXX. éd. in 4.

AIMAR rapporte deux obſervations intéreſſantes de dépôts dans la poitrine avec carie
aux côtes qu'il guérit par l'ouverture, & par
l'exciſion & la cautériſation des côtes alté-
rées. (*). COVILLARD rapporte auſſi une des
obſervations D'AIMAR, pour avoir été préſent à l'opération ; ſa narration eſt auſſi in-
ſtructive qu'intéreſſante (**).   C'eſt par une
ſuite des mêmes principes qu'on doit ouvrir
les dépôts formés derriere les os plats, comme
ceux des îles, des omoplates, ceux du crâne,
par la trépanation, auſſitôt qu'on a des ſignes
ſuffiſants de la formation du pus.   Mr.
QUESNAY rapporte dans ſon mémoire ſur
la multiplicité des trépans une obſervation
de Mr. CHAUVIN , qui fit avec ſuccés une
contr'ouverture au crâne pour donner iſſue à
de la matière épanchée à quelque diſtance
de l'ouverture premiére, faite par l'opération
du trépan au ſujet d'une fracture.   Quelle

____

(*) A la ſuite des obſervations de RIVIERE.

(**) Obſer. iatro-chirurgiques pag. 118. & ſuiv. obſ. 49.

que foit la caufe qui entretient un ulcère caverneux , on ne peut efpérer de le conduire à une guérifon folide que par la deftruction de cette caufe ; tout chirurgien qui perdra de vue ce principe, agira fans conféquence & manquera fon objet.

Pendant que le mémoire qu'on vient de lire s'imprimoit à Strasbourg, je traitois à l'hôpital militaire de Neuf-Brifack , d'après les principes qui y font développés, Dominique Faquineti, dragon du régiment de Boufflers , entré le deux février 1786 , à l'occafion d'une très-grande tumeur inflammatoire , furvenue à la fuite d'une plaie. Cette obfervation trouve naturellement fa place à la fuite de ce mémoire, dont elle confirme la doctrine.

Faquinéti, homme grand , fort & bien conftitué, s'étoit enfoncé dans le milieu de la feffe droite, des cifeaux de l'efpece de ceux qu'on appelle vulgairement camus, dont les lames font tronquées & obtufes. Cet inftrument

avoit pénêtré obliquement de deux pouces
& demi, à peu-près, dans le muscle grand
feſſier. Ce malade avoit été panſé au quar-
tier avec une eau & un onguent dont il ignoroit le nom. Cette bleſſure fut prompt-
tement ſuivie de douleurs vives, de chaleur
& de fiévre. Bientôt toute la feſſe, le dos
& le ventre furent tendus & douloureux :
le malade éprouva des friſſons irréguliers &
des ſueurs abondantes pendant la nuit. On
ne ſe décida à l'envoyer à l'hôpital, que le
neuviéme jour; ah Dieu ne plaiſe! de vouloir jamais approfondir les motifs de ce rétard.

Les ſymptômes annonçoient bien l'exiſtence du pus ; mais où le chercher dans
une tumeur auſſi étendue, & qui ne pronon-
çoit nulle part? l'inflammation étoit profonde & les tégumens n'en étoient que peu
affectés. J'exprimai du fond de la plaie
environ une demie cuillerée d'un pus griſâ-
tre & fétide. Le malade avoit la bouche
puante, & la langue fâle ; il étoit dégoûté,
& les ſelles retenues depuis pluſieurs jours.

La ſaignée qui auroit été utile dans le

début de la maladie, pour prévenir ou re-
ftreindre l'inflammation, n'étoit plus alors
qu'un reméde équivoque & même dangereux. Je fuivis les indications les plus ur-
gentes : j'ordonnai des lénitifs doux de caffe
& de manne, des lavemens, des boif-
fons émulfionnées & je fis appliquer des
cataplafmes émolliens. J'efpérois par ces
moyens diminuer l'inflammation, en refferrer
le foyer, & faire prononcer l'épanchement
purulent dans un point circonfcrit. J'ob-
fervois à chaque panfement avec la plus
grande attention, & le feptième jour de
l'entrée du malade à l'hôpital, ayant reconnu une fluctuation fourde, qui annonçoit
un pus profond & au large dans un grand
foyer, je fis l'ouverture de la tumeur, par
une très-grande incifion, qui répondoit à la
partie moyenne de l'os des îles & étoit para-
lle à l'os facrum. Je donnai iffue à une quantité confidérable d'un pus d'une couleur grife &
de mauvaife odeur qui avoit dévafté le tiffu
graiffeux audeffous du grand feffier & même
du moyen. Une feule ouverture ne pou-

vant suffire à l'évacuation facile d'un dépôt aussi considérable, j'en fis une seconde à cinq pouces à peu-près de la première, derriere & un peu audessus du grand trochanter. Il y eut ici une ramification artérielle de comprise sous le tranchant du bistouri, mais une compression faite avec le bout du doigt arrêta le sang en un instant. Je passai une méche dans le foyer & y plaçai quelques bourdonnets mollets attachés à des fils pour pouvoir les retirer.

Les jours suivants le pus fut noir, toujours fétide. Il sortit des caillots de sang considéra bles, produit par le dégorgement des vaisseaux. La fiévre & les sueurs aigres & fades qui étoient un peu tombées, se renouvellerent bientôt : le malade n'eut plus de sommeil. Cependant je soutenois la liberté du ventre par les doux lénitifs & des lavemens, je donnois du kina associé au camphre. Je faisois boire de la limonade au malade, & il humectoit sa langue & sa gorge avec des tranches de citrons. Je cherchai en vain pendant plusieurs jours le nouveau foyer que

que la reprife des accidens annonçoit ; ce ne fut
le vingt, que m'avifant de preffer le haut de la
cuiffe, je vis fortir par la contr'ouvertnre un
pus abondant & de mauvaife qualité. Mes
tentatives ayant été inutiles, à raifon de la
tortuofité du finus, pour porter une fonde
dans ce foyer, je le fis comprimer par un aide
pour raffembler le pus dans le fond, & prati-
quai une incifion dans l'endroit le plus mou ;
mais après avoir penêtré de plus de deux
pouces, le dérangement des mufcles ou de
l'aide me fit perdre cette fenfation obfcure
de fluctuation, & je n'eus plus de guide
pour m'aider à achever l'opération que je mé-
ditois indifpenfable. Je crûs devoir pour plus
de fûreté attendre au lendemain ; en effet le
foyer rempli de nouveau étoit plus fenfible, le
finus étant devenu plus libre & plus di-
rect, une fonde put y pénêtrer ; & je donnai à l'ouverture l'étendue que je m'étois
propofée. Ce foyer étoit derriere l'origine
commune des mufcles biceps & demi nerveux. Il fallut m'ouvrir un chemin entre
ces mufcles & la portion du vafte externe

qui

qui y répond. Cette ouverture donna une quantité énorme de pus. La preſſion avec la main, dirigée de maniére à vider entiérement le foyer n'opérant qu'imparfaitement cet effet, eu égard à la ſenſibilité de la partie, je me décidai à faire une ſeconde contr'ouverture, par laquelle j'ouvris une route déclive au pus. Conduit par la pointe de deux doigts de ma main gauche, introduits dans le foyer avec lesquels je faiſois bomber les parties que je voulois diviſer, je pénétrai à travers la longue portion du triceps ou le grand adducteur, & en côtoyant les portions voiſines des muſcles demi nerveux & demi membraneux, j'arrivai au fond du délabrement. Après avoir évacué la matiére ſanieuſe qui y croupiſſoit je paſſai une méche d'une ouverture à l'autre. Peu après cette nouvelle opération, les accidens ſe diſſippérent.

Le pus eſt devenu de meilleur qualité ; j'ai aidé le reſſerrement des foyers & le rapprochement des parties, par une compreſſion douce & ménagée.

Mais quoique l'état actuel du malade

L

femble promettre une guérifon prochaine, on ne peut encore trop y compter, par la raifon que le tiffu cellulaire ayant été engorgé pendant long - temps, il a grande peine à fe débarraffer des fucs qui l'abreuvent. Il eft même un terme où les médicamens les plus ftimulans n'ont pas cette efficacité qui les diftinguent effentiellement. Rien n'eft par conféquent plus incertain que le moment où l'on peut ftatuer fur la cure. Il eft affés ordinaire que les maladies femblant, pour ainfi dire, toucher à leur entiére guérifon, il s'y forme de nouveaux abfcès qui laiffent après eux des finus & des clapiers, dont la fource plus ou moins profonde, donne lieu à des inquiétudes fondées fur une terminaifon facheufe. Je me ferois moins preffé de publier cette obfervation, fi je n'avois eû des raifons particuliéres pour expofer aux yeux du public, la conduite que j'ai tenue dans le traitement de cette maladie.

Les exemples de dévaftations auffi confidérables font rares heureufement; leur traitement exige une réunion combinée de divers fecours. Les contr'ouvertures & la compreffion , qui font les plus effentiels , veulent une application raifonnée. Leur emploi d'après des apperçus groffiers , des apparences trompeufes (l'oëil de l'homme vulgaire ne voit qu'ainfi) les met fouvent en oppofition avec les vues de la nature. Eut-il été prudent , par exemple, d'employer la compreffion de préférence à la contr'ouver-ture dans le traitement des dépôts dont on vient de lire l'hiftoire? leur étendue énorme & incertaine, la grande fenfibilité des parties, l'abondance & la mauvaife qualité du pus , l'engorgement feptique du tiffu graiffeux adja-cent, ne prononçoient-ils pas une profcrip-tion abfolue contre ce moyen ? en cédant aux infinuations réitérées , d'une perfonne qui fuivoit le traitement, en faveur de la compreffion, n'euffai-je pas expofé mon ma-lade à de nouveaux foyers, au reflux puru-lent & peut-être à la mort ? Telles font cependant les conféquences facheufes qui peuvent réfulter de l'application peu métho-dique , des moyens que l'art emploie & qui ont eu fi fouvent de brillans fuccès. Leurs effets font toujours relatifs aux circonftances qui en ont déterminé l'application, & dépendent par conféquent entiérement de la fagacité de l'homme de l'art qui les emploie, à faifir les indications qui prefcrivent l'un, de préférence à l'autre.

Celui dont les connoiffances font incertaines, emploira la compreffion dans des cas où toutes les circonftances fe réuniffent pour l'exclure. Comment en effet fe décidera-t-il à s'ouvrir des chemins à travers des parties qu'il faut ménager, à des profondeurs prefque inacceffibles, où chaque coup de biftouri peut décéler fon ignorance? c'eft dans la pratique de ces opérations, dont les livres de l'art n'ont pu parler que vaguement, que le chirurgien a befoin de toute fa préfence d'efprit & de tout fon favoir. *Dans le progrès de l'opération il eft guidé par l'opération même. chaque mouvement de la main. dirigée par la fcience. lui découvre la route qu'il doit tenir, & c'eft plus particuliérement dans ces cas que la main & l'efprit doivent inceffamment agir enfemble.* Il doit couper ce qu'il faut mais pas plus qu'il ne faut, & fe fouvenir qu'il ne divife les parties que pour les conferver, qu'il doit rendre à la patrie des foldats qui foient en état de pouvoir lui offrir des nouveaux tributs de valeur & de courage. Que le jeune chirurgien qui défire s'attacher au fervice des hôpitaux militaires fe pénêtre donc bien de l'importance & de la nobleffe des fonctions qu'il fe deftine à remplir! il lui eft permis de s'en orgueuillir d'avance des bienfaits qu'il doit répandre, s'il eft véritablement inftruit. Ce fentiment toujours louable dès qu'il conduit à l'utile eft fait pour exciter fon émulation & fon zéle, & pour le porter à des progrès, qui font rarement l'apanage de ces âmes froides & peu fenfibles, qui ne cherchent dans la chirurgie militaire qu'un état, fans s'occuper de le remplir dignement.

J'ai, dans le mémoire précédent, refferré l'ufage de la compreffion dans de juftes bornes, & prouvé que dans plufieurs cas, il n'eft pas même permis de la mettre en

ufage comme un moyen d'effai, puisqu'elle devient dès-lors un moyen préjudiciable & dangereux. C'eft dans l'ouvrage de Mr. LOMBARD , qu'il faut puifer
les préceptes raifonnés qui établiffent l'utilité de ce moyen dans les cas qui y font indiqués, & la manière d'en diriger méthodiquement l'application. Les détails contenus
dans cet ouvrage & dans mon mémoire font
purement élémentaires, mais les élèves ne
peuvent trop s'en pénêtrer & les méditer.
La matière des panfemens doit faire une de
leur principales études, & c'eft celle dans laquelle ils ont le plus fréquemment occafion
de faire un ufage raifonné de leurs connoiffances.

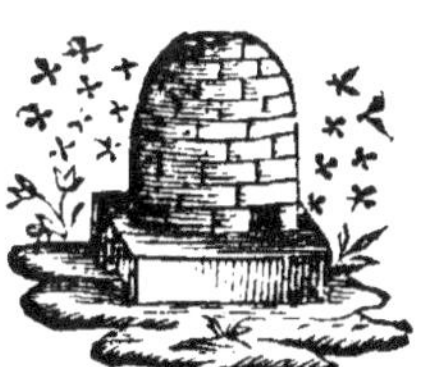

PRÉCIS

SUR LES

PROPRIÉTÉ DE L'EAU SIMPLE

EMPLOYÉE COMME TOPIQUE,

DANS LA CURE DES MALADIES

CHIRURGICALES.

L'ON ne se propose pas dans ce précis, d'étendre les propriétés de l'eau pure audessus des vertus particuliéres de certains topiques, dont les effets salutaires sont constatés par une longue expérience. Il n'est question seulement, que d'examiner les cas où elle peut remplir avec succès quelques indications curatives , & de lui assigner une place parmi les médicamens externes.

L'histoire ancienne de l'art apprend que l'eau froide jouissoit autrefois de la confiance des plus célébres médecins. Peut-être même , est ce de l'abus que l'on en a fait dans ces premiers temps, qu'eſt venu le diſ-crédit dans lequel elle eſt tombée aujour-d'hui.

HIPOCRATE, GALIEN, CELSE, GUY DE CHAULIAC, & la plûpart de ſes commentateurs, BLONDUS & PALATIUS tous deux médecins de réputation en Italie, REULIN & pluſieurs autres praticiens du quinziéme & ſeiziéme ſiécle, en parlent de la maniére la plus avantageuſe. BLONDUS regarde l'eau comme un reméde divin, & paroit ſurpris que PAUL ALPHONSE FERRIUS, MARIANUS SANCTUS, & JACQUES PERUSINUS, ſes contemporains, ne l'ayent point employé. Il convient néanmoins qu'il y a de celébres médecins qui l'ont eu en averſion ; mais il ſe fait honneur d'en avoir une idée bien différente. L'eau eſt ſelon lui, d'un ſécours merveilleux dans les plaies, & il ne peut aſſés admirer ſa vertu ſurnaturelle : « *ego au-* „ *tem mirificum opus aquae perſpiciens, in* „ *ſectis partibus, non poſſum non mirari virtu-* „ *tem ejus ſuper cœleſtem.* „

A en juger par l'extrait de l'ouvrage de

PALATIUS, il paroît auffi prévenu en faveur de l'eau que BLONDUS. Il y a plus de deux cents ans, que PALATIUS publia un traité fur la décoction de graine de lin, de la quelle il louoit fort l'utilité dans la cure des plaies & des ulcères. Mais il faut croire que l'ufage de l'eau fimple parut lui fuffire enfuite, & qu'il la fubftitua à cette décoction ; puifqu'on lit quelque part, dans un de fes ouvrages, poftérieur à celui dont nous parlons, que l'eau eft le feul reméde pour guérir toute efpèce de plaie « *de vera methodo quibuscumque vulneribus medendi cum eo medicamento.* »

Je ne rapporterai point ici l'autorité des médecins & chirurgiens qui ont écrit, en faveur de l'ufage extérieur de l'eau, dans un idiôme étranger à la nation. Il me fuffira de dire que les univerfités allemandes ont puifé dans les anciennes fources , & que les expériences qu'ont faites en différens temps & avec fuccès, la plus grande partie des membres qui compofent ces fociétés favantes, font bien capables de réveiller l'attention des gens de l'art, & de leur infpirer quelque confiance en ce topique.

Il exifte également en france des differtations intéreffantes fur l'ufage extérieur de l'eau, dans lesquelles les auteurs apprécient fes propriétés, par rapport à la cure de certaines maladies chirurgicales, d'après l'obfervation. Mr. LAMORIER entr'autres, lut en 1732, à la fociété royale de médecine de Montpellier, un mémoire dans lequel il avoit pour objet de faire connoître l'efficacité de cet élément dans la chirurgie des plaies.

Mais ce que nous avons de plus récent en ce genre, eft la théfe de Mr. DAUTER publiée à GOETTINGUE en 1780. Ce médecin ne fe borne pas à défigner les cas où fon ufage topique peut être falutaire, relativement aux maladies externes. Il prouve à la faveur d'une profonde érudition, que l'eau pure a été emploiée avec des fuccés éclatans, par un grand nombre de praticiens, dans la cure de plufieurs affections de nature tout-à-fait différente. Il n'eft fait mention dans cette thése que des vertus de l'eau froide. Mais quoique Mr. DAUTER ne parle que d'après des faits recueillis dans les ouvrages de plufieurs médecins dignes de foi, on feroit tenté de croire qu'il a cependant un peu trop généralifé l'emploi de ce topique, fur leur parole. Si les modernes femblent en avoir négligé l'ufage, on pourroit peut-être reprocher aux anciens d'en avoir abufé. Cette oppofition eft un motif à renouveller par rapport à l'eau, cette queftion que l'académie royale de chirurgie propofa il y a quelques années, relativement au cautére actuel.

L'eau froide n'a-t-elle pas été trop emploiée par les anciens, & trop négligée par les modernes ?

Il eft certain que fi l'ufage du feu a mérité des confidérations particulières dans l'art de guérir, ce même art a du perdre beaucoup par l'oubli entier que l'on a fait de l'eau, dont les effets ne font pas moins falutaires dans certaines circonflances. La diverfité des tempéramens & celle des maladies, ne permettent point de douter que l'eau ne puiffe être mife fouvent en oppofition avec le feu.

Il y auroit peut-être quelqu'avantage à difcuter cet objet , mais cela n'entre pas dans le plan que je me fuis formé. Il feroit poffible cependant que je l'éffleuraffe, quoique je n'aye d'autre intention que celle de rajeunir la méthode des panfemens à l'eau. C'eft à deffein d'éviter la confufion des chofes où nous entraîneroit cette difcuffion, que l'on s'eft borné à indiquer les cas dans les quels, d'après le raifonnement & l'expérience, l'eau confidérée fous les différens dégrés de chaud & de froid, peut être emploiée utilement en chirurgie.

Ces diverfes qualités lui donnent des formes variées qui chacune en particulier, ont une influence raifonnée dans la cure de plufieurs affections morbifiques. De fluide qu'elle eft communément dans les pays méridionaux, elle fe trouve conftamment transformée en glace dans les régions les plus froides du nord. Ces alternatives ne dé-

truifent pas la propriété qu'elle a de fe diffipper en vapeurs, dès qu'une caufe particuliére met les parties en mouvement. Les
particules dont ces vapeurs font compofées,
étant condenfées & referrées par l'action du
froid de l'atmofphére, retombent tantôt en
forme de petits glaçons, connus fous le nom
de grêle, tantôt en floccons blancs que l'on
nomme neige.

L'eau ne paffe pas fi fubitement cependant du froid au chaud, qu'elle ne tienne
un milieu entre l'un & l'autre. Lorfqu'elle
eft parvenue à cet état, on l'a dit tiéde.

La ténuité des parties dont cet élément
eft compofé, le rend propre à pénétrer
toute efpéce de fubftances. Il en tient plufieurs en diffolution qui lui communiquent
leur faveur, leur couleur, leur odeur &
leur vertu. Les infufions, les décoctions,
les diftillations, les compofitions en un mot,
contiennent les unes & les autres, des principes extractifs capables d'opérer des changemens favorables dans la cure des tumeurs,
des plaies, des ulcéres, & dans d'au-

tres affections univerfelles ou fimplement locales qui ne changent même rien à l'habitude extérieure du corps. L'eau devient d'autant plus utile alors, que l'application de ces fubftances fur la partie fouffrante, ne fauroit avoir lieu fans elle, & qu'en proportionnant ce véhicule à l'action de quelques médicamens, on peut les modérer à fon gré. L'eau mercurielle, l'eau phagédénique &c. font de ce genre. L'eau froide agit - elle fur nos parties demême que l'air froid ? détruit - elle, comme ledit Mr. MACQUARD, (*) l'effet du fluide igné : où eft - ce par la fympathie nerveufe qu'elle communique aux parties les plus intérieures, les avantages qu'on lui connoit ?

Le fentiment qu'on éprouve par le contact de l'eau froide fur la peau, annonceroit en effet qu'elle dut rallentir l'action du phlogiftique, refferrer le calibre des vaiffeaux & modérer le jeu des fluides. Si on en ju-

---

(*) Manuel fur l'eau, pag. 38.

ge enfuite par fes effets fécondaires, on fent qu'elle fortifie les nerfs & rétablit le cours interrompu de l'efprit qui les parcoure. C'eft ainfi fans doute qu'elle diffippe certaines douleurs, & qu'elle prévient les fpafmes & l'engorgement, chés quelques uns.

Une opinion contraire eft prête à renverfer ce fiftème. Si, felon les expériences de Mr. de la METHERIE. (*) L'eau dans fon état de liquidité contient plus de chaleur que les acides les plus puiffans, il femble déslors, que l'eau froide ne devroit plus agir demême. Il eft très poffible au refte, que cette chaleur fpécifique de l'eau exifte & qu'elle ne nous foit pas fenfible. Elle peut même paroitre froide tant qu'on ne lui aura point communiqué un degré de chaleur refpectif à celui de nos parties.

Cette chaleur peut auffi varier à raifon du temps, des lieux, & de la faifon. Le mouvement & le repos, le travail de la digeftion, les affections de l'ame, plus ou

---

(*) Effai analytique fur l'air pur, pag. 45.

moins vives, peuvent également faire, que dans certains inftants du jour, l'on trouve froide ou à peine tiéde, la même eau qui avoit paru chaude précédemment, quoiqu'elle n'ait nullement varié dans fa température; vérification faite par le thermomêtre.

En liant ces phénoménes à l'influence naturelle de l'eau pure, employée extérieurement dans les cas où elle femble être indiquée d'après fes effets; on verra naître la néceffité de l'appliquer froide ou chaude, felon les circonftances. Froide, elle agit affés promptement, attendu qu'elle opére directement fur les folides fenfibles dont elle augmente l'énergie. Tiéde ou chaude elle les rélache & les affoiblit; bouillante enfin, elle détermine une ofcillation plus forte dans les vaiffeaux, & cautérife.

L'eau contient une plus ou moins grande quantité d'air atmofphérique, comme l'air de fon côté renferme plus ou moins d'eau. Cette eau & cet air influent l'un fur l'autre, demême que la nature du climat influe refpectivement fur eux. Celle qui filtre à

travers

travers des mines de fer ou de fel, fe charge
de ces minéraux, ainfi que l'air qui parcoure certains lieux abforbe & volatili-
fe les parcelles qui émanent des fubftances répandues fur le fol, & nous en transmet
l'odeur & les propriétés. C'eft pourquoi
l'eau qui roule fur un terrein limoneux ou
qui y croupit, embarraffe l'air de molécules pefantes & impures dont l'incorporation
fait un enfemble mal-fain. Celle au contraire, qui circule dans des canaux creufés
ou percés à travers les terres argilleufes, qui
coure fur le gravier, ou qui roule fur le
fable, eft la plus faine. Si l'air que l'on
refpire dans de tels endroits, n'eft pas toujours efficace contre certaines maladies; il
eft au moins le plus falutaire.

Les eaux de mers, des fleuves, des rivières
des lacs & des étangs, doivent donc néceff..i-
rement avoir des vertus particulières, indépendamment de celles qui leur font commu-
nes. Les analyfes que l'on a faites de ces
différentes eaux, prouvent qu'elles contiennent des fubftances que leur ufage extérieur &

M

foutenu, peut rendre utile ou malfaifant, felon les circonftances. Mr. DE LA METHERIE nous fournit une preuve de cette vérité connue, dans le fait de Mr. HOEFFER qui a retiré du fel fédatif de plufieurs lacs de Toscane.

Les propriétés de l'eau peuvent encore varier à raifon du lieu qu'occupe le réfervoir dans lequel on la puife. L'eau de fource qui fort des montagnes, & s'épanche dans de vaftes plaines expofées aux influences d'un air pur, eft infiniment audeffus de celle des fontaines caverneufes, & des puits profonds. Il s'en fuit delà que les propriétés fpécifiques de l'eau dépendent effentiellement du lieu d'où elle fourd, des terres qu'elle arrofe, de leur fituation, & finalement des diverfes fubftances dont elle eft impregnée.

L'eau de la mer, dont l'utilité en médecine eft prouvée par des fuccès non équivoques, peut également produire de très-bons effets en chirurgie, toutes les fois que fon ufage fera dirigé d'après une connoiffance parfaite de la maladie. Il n'eſt pas douteux qu'elle ne réuſſiſſe très-bien dans la cure des tumeurs formées par congeſtion, & des ulcé- res humides & froids. Mais l'eau ſimple foulée de ſel marin peut ſouvent la ſuppléer dans les affections morbifiques des glandes de la peau, & dans le traitement de pluſieurs tumeurs & ulcères, dont le vice, quoiqu'à peu près ſignalé demême par les apparences ex- térieures, dérive néanmoins d'une autr ecau- ſe aſſés difficile au reſte à bien démêler.

La nature de l'eau ſimple que l'on propoſe ici, comme médicament externe, eſt d'être froide, diaphane, ſans odeur & ſans cou- leur, volatile & plus ou moins peſante.

L'ordre que l'on à le projet de ſuivre dans cette diſſertation, exige qu'on la diviſe en deux ſections. Dans la première on s'occu- pera de l'utilité de l'eau froide ou glacée, dans la cure de pluſieurs maladies externes où elle a déja fait preuve d'efficacité. Il ſera queſtion dans la ſeconde, de comparer les effets de l'eau tiéde ou chaude & des vapeurs

M 2

aqueufes, aux anodins emolliens & réfolutifs de cette claffe, & de diftinguer les cas
où elle eft utilement applicable.

SECTION PREMIÉRE.

DE
L'UTILITÉ DE L'EAU FROIDE
OU
GLACÉE.

Un des principaux avantages de l'eau
fimple fur les topiques employés fous la
forme de fomentations compofées, de cataplafmes , d'onguens ou d'emplâtres, eft d'entretenir les parties fur lefquelles on l'applique, dans une propreté qui ne contribue
pas peu à accélérer la guérifon. Pour en
rendre l'ufage plus efficace encore, il eft à
propos chaque fois que l'on renouvelle le
panfement, d'effuyer légèrement la partie

avec un linge doux & fec. Cette attention eſt d'une très - grande conſéquence parmi les chirurgiens méthodiques.

I. La manière d'agir de l'eau froide étant connue par des expériences journaliéres fur les parties faines, il eſt facile d'apprécier les effets qu'elle doit produire fur les plaies en général. Il eſt utile d'obſerver cependant, que lors du développement de l'inflamma- tion à laquelle les plaies contufes ou déchi- rées font principalement fujettes, il eſt ab- folument néceſſaire d'en réitérer fouvent l'ap- plication, pour prévenir l'exaltation de la chaleur & le deſſéchement. La fraicheur de l'eau qui la tempére, s'oppofe en même temps à l'accumulation des fluides dans les vaiſſeaux affectés. La fuppuration eſt par conféquent infiniment moindre & plus prompte; l'hiſtoire fuivante en fournira une preuve.

Chriſtophe Hébert, fufilier au régiment d'Alface, compagnie de Ruttenberg, âgé d'environ vingt ans & d'un tempérament délicat, reçut le 9 février 1785 un coup

de couteau fur la main droite, qui lui cou-
pa transverfalement les tendons extenfeurs,
& les os du métacarpe qui foutiennent les
trois derniers doigts. Il fe rendit à l'hôpital
fur le champ.

L'appareil indiqué par la circonftance
confiftoit à placer la main fur une palette,
de manière que les os réduits fuffent affermis
dans leur fituation naturelle, au moyen d'un
bandage crucial. Cet appareil fut fimplement imbibé d'eau froide, avec invitation
expreffe de le rafraichir fitôt que le malade
éprouveroit un certain degré de chaleur.
L'hémorragie quoiqu'affés abondante d'a-
bord, n'eut pas de fuite. Le troifième
jour la main fut un peu tuméfiée ; mais
les douleurs étoient affés légères cependant,
pour ne pas troubler la tranquillité ni le fommeil. La plaie fe trouva affés fenfiblement
humectée pour ne pas craindre que cette
tuméfaction eut des fuites. La fuppuration
augmenta fucceffivement fans excéder les
bornes. Elle étoit d'un caractère louable
qui ne varia jamais. La charpie fêche em-

ployée dans les deux derniers panſemens, termina la cicatrice, que l'uſage ſoutenu de l'eau froide avoit ſi bien commencée ; & ce ſoldat ſortit de l'hôpital parfaitement guéri, le 19 mars ſuivant, ſans avoir éprouvé le moindre évênement facheux (*).

L'hiſtoire de l'académie des Sciences année 1732, contient un fait qui prouve la propriété ſalutaire de l'eau froide dans un cas bien plus grave encore. On y lit que Mr. le duc d'ORLÉANS ayant été bleſſé ſur le métacarpe, les médécins & chirurgiens qui en prenoient ſoin etoient réſolus à lui faire l'amputation ; lorsque Mr. CHIRAC propoſa de mettre pluſieurs fois par jour le bras dans l'eau froide, & que Mr. le Duc fut redevable de ſa guériſon à ce ſimple procédé.

Mr. LAMORIER a eu le même ſuccés dans une circonſtance à peu de choſe prés

---

(*) Cette cure auſſi heureuſe que prompte a néanmoins trouvé des cenſeurs. On a regardé l'uſage de l'eau froide en pareil cas, comme une injure faite à la nature & à l'art. Pour en convaincre les perſonnes etrangéres à la chirurgie auxquelles on s'eſt plû à en faire un recit

femblable. Un foldat du régiment de
Médoc avoit reçu un coup de fabre fur
le dos de la main qui avoit divifé
les tendons extenfeurs du poignet & des
doigts, & coupé les deux os du métacarpe
qui répondent au petit doigt & à l'annulai-
re. Le gonflement, les dépôts & une fuppuration abondante avoient déja probablement épuifé en partie les forces du malade,
Lorsque Mr. LAMORIER s'avifa de faire
ufage de l'eau froide dont il eut à fe louer
des heureux effets.

La chirurgie de SCHMUCKER réunit plufieurs
obfervations qui dépofent en faveur de l'utilité de ce topique, dans la cure des plaies
fraiches & anciennes, obfervations parmi
lesquelles il s'en trouve de très - intéreffantes,
& toutes également dignes de foi.

---

infidelle, on a ajouté que ce procédé avoit eu des fuites
fi facheufes qu'on n'avoit pu fauver la vie au malade fans
en venir à des extrêmes. Eh! pourquoi la calomnie a-t-
elle donc tant d'attraits! & comment l'art d'en impofer
peut-il encore faire fortune?

THÉDEN (*) dit auſſi s'être ſervi de l'eau froide avec efficacité, d'après l'avis du Docteur HAHN, dans une occaſion qui auroit certainement pû inſpirer des craintes ſur les ſuites, à ceux que l'expérience n'a pas éclairé ſur les propriétés de cet élément. Il s'agit d'un bas officier du régiment des cuiraſſiers de Buddenbrook, auquel il ſurvint une inflammation violente à la jambe & à la cuiſſe, pour avoir extirpé un cors; extirpation qui fut ſuivie d'un peu de ſang.

Ce chirurgien eut d'abord à cœur de ſatisfaire aux principes généraux, puis enſuite il enveloppa toute la partie d'un linceul trempé dans un ſceau d'eau fraiche qu'il fit tirer du puits. Le malade ſouffrit beaucoup à cette première application ; mais THÉDEN ne ſe découragea point. A meſure que la fraicheur de l'eau diminuoit, il avoit ſoin de l'entretenir, & les douleurs devinrent peu-à-peu ſupportables. Cette opération dura l'eſpace de trois heures, après leſquelles le

---

(*) Traduction françoiſe, pag. 160 & ſuivantes.

gonflement & l'inflammation fe calmérent.
Ce rélachement fut fuivi du fommeil &
d'une tranfpiration affés abondante, de forte
que vers le foir tous les accidens étoient diffipés, au point qu'il n'y avoit aucune différence entre cette extrêmité & l'autre.

II. Un fuccès auffi frappant de l'ufage de
l'eau froide, ne permet pas de douter de fa
propriété dans les inflammations cutanées
fuperficielles, qui affectent principalement les
perfonnes repletes. On fait qu'elles font
fpécialement expofées à l'excrétion d'une
matière acrimonieufe qui enflamme la peau,
en affoiblit le tiffu, & la couvre par fois de
boutons blancs environnés d'une aréole pur-
purine. Cette efpèce d'inflammation à laquelle les enfans font très-fujets, céde communément à l'ufage des lotions & des bains
froids. Ces moyens ne diffipent pas feulement le mal, mais ils le préviennent. Je
ne nie pas l'utilité des lotions & des
fomentations d'eau froide dans le traitement de l'éryfipéle habituel, quoique je
n'aye jamais eu occafion de les employer.

LIEUTAUD, (*) BOENECKEN (**) & MAR-
TEAU (***) difent s'en être fervis avec fatisfaction en pareils cas. BOENECKEN entr'-
autres, fait mention de plufieurs ulcéres,
furvenus après des éryfipéles, qui ont été
guéris par le feul ufage de l'eau fimple puifée
dans un fleuve. LIEUTAUD eftime en particulier l'application de l'eau & les bains
froids, comme très-propres à prévenir le retour de l'éryfipéle, par la vertu qu'ils ont
de fortifier la peau & le tiffu cellulaire. On
ne peut fe diffimuler les effets de l'eau à
cet égard ; mais malgré l'unanimité d'opinion de ces praticiens célébres, fur l'utilité
dé ce topique relativement à l'éryfipéle ; fon
ufage exige néceffairement des confidérations
fans lesquelles il feroit plus nuifible que falutaire. Quoique la caufe immédiate de
cette maladie foit la même, celle qui y
donne occafion eft fouvent différente. L'éryfi-

(*) Syn. II. pag. 380.
(**) FRAENK, Samml. 5ter Band, 41. St.
(***) L. c. pag. 235.

péle mérite aufſi quelques égards par rapport au fiége qu'il occupe. Celui qui affecte la face eſt principalement de ce nombre. Il feroit très-abuſif par conféquent d'employer les fomentations froides fur tous les éryſipéles indiſtinctement. Quel que foit la circonſtance où l'uſage de l'eau pourroit infpirer de la confiance, il y auroit beaucoup d'inconvéniens encore à s'en fervir, avant d'avoir fait précéder les évacuations néceſſaires.(*) La matière éryſipélateuſe refoulée eſt de nature à faire naître de grands maux, & l'application de l'eau froide eſt bien faite pour y donner lieu. Tout prévient dans cette circonſtance en faveur de l'eau tiéde ; on fe propoſe de faire fentir les motifs qui lui donnent la préférence fur l'eau froide en pareille occaſion, dans la feconde partie de ce précis.

III. Je conviens cependant que l'engorgement, la douleur & l'inflammation qui fur-

---

(*) Hoffmann diſſert. 8. decad. II. pag. 252.

viennent au plaies de tête, même avec lézion
du péricrâne , me feroient adopter une opinion contraire. Là il est question d'une
maladie essentielle causée par le vice des humeurs dont une partie s'épuise communément sur la peau , & ici l'engorgement &
les autres symptômes ne sont qu'accidentels,
& ne dépendent souvent que de la foiblesse
organique des parties. Il est aisé de concevoir par conséquent , que l'habitude dans
laquelle on est d'appliquer des fomentations
chaudes sur la tête, peut beaucoup nuire. Il
passe d'ailleurs pour certain que cette capacité supporte mieux un sentiment de froid,
que le moindre degré de chaleur. L'usage
des applications chaudes tient donc a de très-
anciens préjugés : les préceptes de nos premiers maîtres le prouvent. Ils redoutoient
tellement le froid dans les plaies de tête qu'il
étoit expressément recommandé de n'en jamais renouveller les pansemens, sans la précaution de tenir près du malade des bassi-
nes remplies de feu, pour échauffer l'air am-
bient , comme on le lit dans PARÉ.

A suppofer que la propriété des topiques réfolutifs appliqués chaudement fur la tête, foit égale à celle de l'eau froide quant aux effets ; leur manière d'opérer eft bien différente. C'eft pourquoi ceux qui réuniffent à la vertu de rappeller l'énergie des folides, celle de modérer le mouvement des liqueurs, font indubitablement les plus falutaires. L'eau froide poffède éminemment ces deux qualités. Je l'ai employée plufieurs fois en pareil cas, avec le plus grand fuccés ; mais non jamais, fans des précautions relatives aux effets qu'elle devoit produire. Il y a quinze jours que j'en renouvellois l'expérience.

Un charpentier d'Oftwald, diftant de Strasbourg d'une lieue, tomba fur des pierres , du fecond étage d'une maifon à laquelle il travailloit. Parmi les accidens qu'entraîna cette chûte, on diftinguoit une plaie de la largeur d'un petit écu fur la partie fupérieure du coronal , avec dénudation de cet os. Il reçut les premiers fecours d'un chirurgien du village voifin qui lui couvrit toute la tête d'une fomentation aromatique appliquée auſſi chaude qu'il étoit poſſible. Peu de temps après le malade délira, & eut un transport violent que l'on ne manqua pas d'attribuer à la chûte. Mais perſuadé que l'uſage des fomentations chaudes pouvoit y contribuer, je conſeillai de les ſupprimer ſur le champ , & d'y ſubſtituer des linges imbibés d'eau tiéde, que je fis remplacer quelques minutes après, par des fomentations d'eau froide. J'eus ſoin pendant ces entrefaites de faire tenir les pieds du malade dans un bain tiéde. Le calme commença bientôt à naître , l'agitation du pouls diminua peu-à-peu, & la nuit fut tranquille.

Je ne prétends pas donner à l'eau froide ſeule, appliquée ſur la tête, tout le mérite d'un changement auſſi prompt. Les autres moyens indiqués par la circonſtance y ont ſans doute contribué. Mais je me plais à croire que l'uſage ſoutenu des fomentations aromatiques chaudes auroit été une occaſion manifeſte à l'agrandiſſement des ſymptômes & à leur réſiſtance.

On trouve des exemples de pareils fuccès, dans quelques livres de l'art. Schmucker,(*) donne l'hiftoire de plufieurs plaies de tête, compliquées de fortes commctions, guéries par l'ufage extérieur de l'eau froide , aux égards prés de faire précéder les faignées & les remédes internes & d'accompagner l'application de ce topique, de bains de pieds en eau tiéde, auffi fouvent que les circonftances le permettent

Il y a peut-être cent exemples pour un, où les fomentations & les douches d'eau froide font parvenues à calmer des douleurs de tête opiniâtres, à diffipper l'inflammation des méninges, & les mouvemens convulfifs des phrénétiques, & des maniaques même ; affections lcales que l'application chaude des réfolutifs doit évidemment accroître, en augmentant la raréfaction des liqueurs. Bloch (**) rapporte qu'un homme
après

(*) Chirurg. Wahrnchen , thl. 1. §. 144. & feq. voyés auffi pott. obf. 1 & 12.
(**) Lib. c. pag. 60.

après avoir paffé plufieurs nuits à l'étude des belles lettres, fut faifi tout à coup d'une violente douleur de tête, qui ne céda qu'à l'ufage extérieur de l'eau froide. Ce procédé à réufli plufieurs fois auffi, audelà de toute efpérance, dans certaines douleurs de tête, foupçonnées avec fondement d'être entretenues par des engorgemens intérieurs fur lefquels, hors d'un terme donné, les faignées n'ont plus de droit.

La fuppuration des plaies de tête à été regardé par quelquesuns comme un obftacle à l'emploi de ce reméde. Sur quel motif font donc fondées ces craintes? fi l'eau a des effets falutaires dans les plaies les plus graves de toutes autres parties, pourquoi pourroit-elle nuire à celles de la tête? SCHMU-CKER affure d'après fa propre expérience, l'avoir toujours fait fervir avec la même efficacité dans toutes les léfions de cette capacité, foit que l'inflammation ou la fuppuration commençaffent à paroître, foit qu'elles exiftaffent déja depuis longtemps. En croirat-'on à l'expérience de ce favant praticien,

N

ou révoquerat-on en doute les obfervations qui confirment ce qu'il avance ? Quand les evênemens juftifient conftamment notre conduite, qui peut détourner nos pas ?

Je conviens cependant que l'on peut être embarraffé, lorsqu'il eft queftion de donner fa confiance à un reméde, dont les effets paroiffent diamêtralemnt oppofés à celui que l'ufage de tous les temps a fait adopter. Il paffera toujours pour très-difficile de faire accorder l'eau avec le feu, que Mr. FAURE confeille prefqu'univerfellement, & duquel il loue en particulier l'efficacité, contre la douleur, l'inflammation & différentes affeĉtions externes, pour la cure defquelles on l'a eftimé falutaire, par comparaifon. (*) L'erreur a pu naître de l'idée que l'on a prife de la néceffité abfolue de deffécher toutes les plaies & ulcères pour les amener à cicatrice. Je ferois porté à croire affés volontiers, qu'une opinion auffi générale ait pû donner lieu à un abus préjudiciable dans la chirurgie des plaies. A fuppofer que cette deffication

____

(*) Voyez le 5e. volume des mémoires de l'académie royale de chirurgie.

foit réellement indifpenfable dans quelques cas, doit-on s'autorifer du précepte qui en fait une régle particuliére au point de le généralifer ? quelle eft donc la régle enfin, qui n'eft pas foumife à des exceptions ? je ne parle ici qu'aux praticiens, & leur demande fi dans le cours d'un exercice plus ou moins étendu, ils n'ont pas eu à traiter plufieurs fois des ulcères, dont la cicatrifation étoit pénible & lente, faute d'une humidité néceffaire pour entretenir la foupleffe des fibres, & favorifer leur dégorgement ?

Ce n'eft pas que je ne foufcrive fans réferve aux obfervations qui confirment de part & d'autre l'égale efficacité de ces deux moyens oppofés, l'eau & le feu, lorsqu'ils font employés d'aprés des indications raifonnées. Mais ni l'un ni l'autre ne peut être utile indiftinctement. La feule chofe qui foit à craindre, eft qu'un fuccés dû au hafard ne décide quelquefois à donner la préférence à celui, dont l'ufage doit être interdit par les mêmes raifons qui font adopter l'autre.

La feule chofe qui pourroit jetter quelques

étincelles de lumiére fur ce point de pratique, feroit la réfolution de la queftion fuivante; les topiques defficatifs font -ils néceffaires dans tous les temps à la cicatrifation des plaies & des ulcéres fans diftinction?

Ceux qui favent à combien de variations
la nature eft fujette, & qui connoiffent les
diverfes nuances des tempéramens, n'ad-
metteront pas indifféremment les defficatifs
ou les humectans. Ce n'eft pas à dire cependant, que l'humidité & la féchereffe des
plaies dépendent toujours effentiellement de
la conftitution individuelle. La négligence
dans le régime ou le mauvais ufage des
chofes non naturelles peuvent y influer, tout
ainfi que les topiques. Les caufes des différentes alternatives par lesquelles paffent ces
maladies, font faciles à démêler pour ceux
qui ont fait une étude particuliére des principes de l'art de guérir. Je regarde par conféquent comme chofe très-difficile, qu'ils
puiffent errer fur le choix des relâchans ou
des defficatifs, pour peu qu'ils réfléchiffent
fur l'habitude du tempérament & la maniére
de vivre du malade.

Parmi les partisans de la méthode dessicative, on peut citer FALCON, un des Commentateurs de CHAULIAC, pour le plus zélé.
Il est fâcheux que le raisonnement duquel
il s'efforce d'appuyer son opinion, fasse contraste avec les principes qu'il n'a pu s'empêcher
d'adopter ensuite dans le cours de ses commentaires. Je m'étonne que ce contraste si
manifeste ne l'ait pas ramené dans le sentier
de la vérité.

« La substance de la partie où est la
» plaie, est conservée (c'est lui qui parle) en
» sa complexion naturelle & préservée de
» putréfaction & d'aposthéme, par les médi-
» camens dessicatifs, d'autant qu'il s'y ren-
» contre quelque humidité superflue de-
» dans la partie, laquelle il faut ôter ou dessé-
» cher, vû qu'elle empêche la conglutina-
» tion. » (*).

Le terme de médicamens doit être pris
ici pour topiques : c'est ainsi qu'il faut l'entendre pour entrer dans les vues de ce

____

(*) Pag. 744.

N 3

commentateur, puifqu'il défigne enfuite les ingrédiens avec lesquels il convient de com- pofer ces médicamens.

Mais ne feroit-ce pas, par hafard, à l'inter- prétation trop littérale des paffages d'HIPPO- CRATE (*) & d'AVICENNE (**) que l'on pour- roit attribuer l'erreur dans laquelle font tom- bés ceux qui fe font fpécialement attachés à l'expreffion des mots, fans en pénétrer le fens ? fi HIPPOCRATE a dit que l'ulcère hu- mide ne fe cicatrifoit pas, & qu'AVICENNE ait infifté fur la néceffité indifpenfable de les tous deffécher pour les difpofer à la ci- catrifation ; à-t-on dû l'entendre exclufive- ment de l'ufage des topiques ? n'eft-il pas plus naturel de croire, qu'ils vouloient faire fentir la difficulté ou l'impoffibilité de gué- rir les plaies & les ulcères, tant qu'ils fe- roient abreuvés par un excès de matière, qu'il importoit abfolument de diminuer ou d'évacuer par le régime & les médicamens

---

(*) Ulcus ficcum propius eft fano, humidum non fano,
(**) Scias quod omnia ulcera indicent exficcatione.

internes ? ne font - ce pas encore là les préceptes que nous fuivons journellement dans la cure de ces maladies ? peut-on jamais parvenir à cicatrifer folidement une plaie ancienne pour peu qu'elle foit intéreffante, par la feule application des topiques, quand il eft prouvé que les humeurs furabondent ? qui peut enfin fe faire illufion fur les inconvéniens qu'occafionne l'ufage des defficatifs dans les plaies, lorsque les fources qui fournifsent la matière purulente régorgent de toute part ?

REULIN (*) après être entré avec autant de délicateffe que d'interêt, dans quelques détails fatisfaifans fur le choix & l'application des topiques deftinés à la curation des plaies & des ulcères, fe montre très - attentif partout à les varier felon leur propriété, les tempéramens, le fiége de la maladie & les circonftances. S'il confeille l'ufage de l'eau froide, il a grand

____

(*) Livr. 3. pag. 264.

foin d'indiquer les cas où elle peut être falutaire ou préjudiciable.

La régle générale par laquelle on a voulu établir la neceffité abfolue de deffécher tous les ulcéres pour les amener à la cicatrifation, n'eft fondée que fur l'erreur des temps. Pour que ce procédé puiffe avoir un fuccés conftant, il faudroit admettre que les ulcéres ont tous un même caractère, qu'il n'y a nulle différence entre les tempéramens , & que la caufe qui entretient l'impureté des humeurs ou leur affluence, eft la même dans tous les individus : or, rien n'eft moins vrai que cette parfaite égalité.

La pathologie démontre d'une maniérc précife, que les ulcéres différent non feulement entre eux par leur caractère fpécial , mais que la diverfité des conftitutions, l'habitude des malades , les climats qu'ils habitent, leur donnent des nuances qui en multiplient l'efpéce. Cette vérité une fois admife, il eft impofible que le même reméde puiffe fuffire dans tous les cas: il y a plus ; Toutes cicatrices qui font l'effet d'une exſiccation forcée ne ſont jamais durables. Leur circonférence s'enflamme inſenſiblement, elles deviennent douloureuſes, la pellicule qui recouvroit les chairs s'élève, ſe rompt, & la maladie reparoît ſous un nouvel aſpect. Un repas indiſcret, un exercice un peu trop violent ou trop ſoutenu, peuvent y donner occaſion. Ces évènemens ſont aſſés familiers ; il eſt rare que l'indocilité des malades n'en offre pas journellement des exemples. La cure apparente des ulcères gonorrhoïques deſquels on a trop promptement ſollicité la cicatrice par des ingrédiens deſſicatifs, employés ſous la forme d'injections, ou par des médicamens internes auxquels on accorde des propriétés équivalentes, en eſt une preuve manifeſte.

Il eſt donc poſſible que la chaleur actuelle indiſtinctement appliquée à toutes les plaies ou ulcères, ſelon le procédé de Mr. FAURE, ait ſes infidélités & ſes inconvéniens, comme l'abus de l'eau froide peut avoir les ſiens.

Quelques réflexions ſur la manière d'agir du feu, propoſé comme moyen utile dans

N 5

la cure de ces maladies , m'ont fait naître l'idée de fubftituer une compreffe imbibée d'eau froide , au papier ou au vélin dont Mr. FAURE confeille de fe fervir de préférence , pour couvrir la plaie ou l'ulcère après la caléfaction. J'en eus l'obligation au peu d'utilité que j'avois retirée, en différentes occafions , de mon exactitude à fuivre ponctuellement les préceptes de l'auteur. Je me décidai un jour à varier ce panfement, fur une plaie que portoit à la jambe depuis plufieurs mois un garçon meunier. J'avois obfervé, après quelques panfemens conformes à l'intention de Mr. FAURE, qu'enfuite de l'application de la chaleur actuelle, cette plaie fourniffoit une quantité exceffive de pus affés mal digéré , que les bords étoient toujours tuméfiés, quoique le malade fuivit ftrictement le régime prefcrit , & que l'on répétat l'opération échauffante deux & trois fois dans la révolution des vingt quatre heures. C'eft d'après cela que, je me decidai à recouvrir toute cette extrémité de plufieurs linges trempés en eau froide, im-

médiatement après cette opération. Le fuccès de cette première tentative ne fut pas
équivoque; la quantité du pus diminua de
jour en jour & il prit une meilleure confiftance,
les bords s'affaifferent & les rudimens de la
cicatrice ne tardèrent pas à paroître.

J'ai répété fouvent cette expérience, &
toujours avec la même fatisfaction. Mais
voulant enfuite balancer le mérite de ces
deux moyens oppofés, & défirant favoir auquel des deux j'étois particuliérement redevable des bons effets dont j'étois témoin;
je réfolus de me borner à l'ufage de l'eau
pure & froide, à la première occafion de ce
genre qui fe préfenteroit. L'effai en fut
heureux. J'ai même obfervé qu'elle n'avoit
pas l'inconvénient du feu qui tuméfie les
bords de la plaie, les enflamme & les dur-
cit. J'ajoute que la cicatrice obtenue au
moyen de l'eau froide m'a toujours paru
plus folide & plus durable, attendu que fes
fondemens étoient plus affermis; car on peut
aifément juger de fa folidité par la maniére
dont elle fe développe. Lorfque les chairs

font colorées, qu'elles conservent une certaine confiſtance, & que les bords font affaiſſés, ces difpoſitions annoncent un dégorgement parfait des alentours de l'ulcére & de fon fond ; c'eſt à ces conſidérations ſeules que tiennent les qualités déſirables dans toutes les cicatrices.

IV. La chirurgie qui a rapport aux ulcéres a reconnu dans l'eau froide, depuis un temps immémorial, la propriété d'en calmer les douleurs, de tempérer l'acrimonie des fluides, & d'entretenir l'écoulement des matiéres qui circulent avec trop de lenteur à leur circonférence; auſſi l'a-t-on toujours louée dans les ulcéres cancéreux, & principalement dans ceux qui affectent les mamelles & qui n'ont d'autre expectative pour leur guériſon, que la reſſource du fer ; reſſource encore ſouvent incertaine. Je n'ai pas l'intention cependant d'attribuer ici une vertu curative abſolue à ce topique, quoique Mr. POUTEAU nous ait transmis un exemple de fon efficacité en pareil cas. Mais il paroît que c'eſt beaucoup gagner, de parvenir à suspendre ou à adoucir les douleurs cruelles dont les malades sont constamment travaillés.

Je ne me propose pas d'expliquer comment l'eau froide agit sur ce genre d'ulcères, pour mettre des entraves aux souffrances insupportables qu'ils occasionnent. Je présume seulement qu'elle contraint les particules ignées confondues dans les humeurs, à se resserrer, qu'elle en rallentit le mouvement & qu'en imprimant une certaine force aux solides, elle s'oppose au développement de l'air élémentaire qui fait effort pour se dissiper. Peut-être le renversement des bords de l'ulcère & le boursouflement des chairs, dépendent-ils en partie de l'effervescence du phlogistique & de la raréfaction de l'air constitutif, qui distendent les vaisseaux avec douleur, & entrainent avec eux les autres fluides auxquels ils communiquent un dégré de chaleur considérable ?

L'eau est supérieure dans cette circonstance, aux topiques stupéfians dont la propriété se borne à émousser la sensibilité des nerfs qui s'y habituent peu à peu, de manière à éluder leurs effets. Mais comme la vertu de l'eau ne confifte que dans fes dégrés de froid, il eft important de rafraichir les linges deftinés à recouvrir l'ulcére, auffi fouvent que paroît l'exiger le dégré de chaleur qu'ils contractent.

Les obfervations qui accréditent ce topique dans la cure des ulcéres d'un caractére différent, quoique douloureux, font trés-nombreufes. HAHN, FLOYER & SMITH, en font un éloge d'après lequel on feroit tenté de croire qu'il en eft peu qui lui réfiftent. J'ai d'autant moins de peine à lui accorder ma confiance, que mon expérience ma convaincu de fon utilité ; je ne diffimule même pas qu'il eft des circonftances où l'eau chaude m'a fervi plus utilement. Il eft queftion de favoir actuellement, fi l'eau froide a la même efficacité dans la cure de cette efpéce d'ulcéres indolens, où les chairs font toujours pâles, flaf-ques & molaffes ? tels font ceux que l'on défigne fous le nom d'oedémateux. Si on s'en rapporte aux partifans de l'eau froide, fes effets font invariables; elle guérit. Ne feroit-il pas à craindre cependant que fon ufage un peu trop foutenu n'entretint la mauvaife qualité des chairs, & le vice des fucs puriformes; furtout fi l'on n'a pas la précaution de renouveller fouvent l'appareil? je croirois volontiers qu'il conviendroit mieux de panfer ces ulcéres à fec, & de recouvrir le membre malade de compreffes imbibés du médicament. Il eft naturel d'imaginer qu'en foutenant l'énergie des vaiffeaux qui vont fe décharger dans l'ulcére, le pus qu'ils y verferont prendra une toute autre qualité, puisqu'inconteftablement il aura été mieux travaillé.

Dans le nombre des ulcéres que j'ai traités avec l'eau froide, ceux qui étoient plus fecs qu'humides, & dont la circonférence empâtée annonçoit une certaine foibleffe, ont toujous éprouvé des révolutions avantageufes plus promptes. Les effais que je m'en fuis permis fur les ulcéres fcrophuleux m'ont affés généralement convaincu de fon peu d'utilité en ce genre. Mais défirant ajouter au moyen fans le changer ; j'ai fait diffoudre dans l'eau, suffisante quantité de sel marin; & par cette simple addition, j'ai eu quelques succès toutes les fois, que ces ulcérations n'étoient pas abreuvées par des glandes voisines engorgées. La dissipation de ces tumeurs glanduleuses demande des remédes plus énergiques pour les fondre & en divertir l'humeur, lorsqu'elles ne peuvent être soumises à l'extirpation.

V. De ce que la compression constante au moyen d'un bandage bien appliqué peut contribuer, & même décider la cicatrisation des ulcères des extrémités inférieures, on ne peut pas en conclure que l'usage de l'eau la plus froide puisse opérer les mêmes effets. Le bandage a sur ce topique l'avantage de soutenir les vaisseaux des tégumens communs & du tissu cellulaire, de fortifier les fibres musculeuses, & d'opposer par conséquent, des barriéres à la transmission des fluides dirigés sur l'ulcère.

L'eau froide ne sauroit avoir un effet aussi durable. La sensation qu'elle fait sur les fibres est incapable de les tenir toujours

affujetties

affujetties fous les dégrés de tenfion & de
force qu'il feroit à défirer qu'elles confervaf-
fent pour favorifer la cicatrifation. La comparaifon de Mr. DAUTER entre les propriétés de l'eau & celles du bandage confeillé
par M. M. ELSE & THÉDEN, rélativement
à la cure de ces ulcères, ne peut donc pas
fubfifter. C'eft ce qui m'a fait dire au com-
mencement de ce précis que Mr. DAUTER
avoit peut-être un peu trop généralifé les
vertus de l'eau froide.

VI. Les contufions & la plupart des in-
filtrations fanguines tiennent un des premier rangs parmi les tumeurs dont la réfolution eft affés ordinairement foumife à l'u-
fage de l'eau froide. On lui attribue auffi les
mêmes propriétés dans celles qui font
la fuite des fortes extenfions, des entorfes,
des vraies ou fauffes luxations & des fractures. L'oedéme qui fuccéde aux accidens
caufés par les vapeurs méphitiques & furtout par celles du charbon &c; le trem-
blement occafionné par la foibleffe des nerfs;
la paralyfie complete ou incomplete, par-

O

tielle ou univerfelle ; les tumeurs qui accompagnent certaines affections rhumatismales éprouvent de la part de l'eau froide des avantages bien fenfibles.

Des faits fans nombre prouvent qu'elle agit d'une manière auffi falutaire que prompte , fur les boffes ou contufions, lorsqu'on l'applique immédiatement après l'accident qui y a donné lieu. On ne prétend pas dire qu'elle foit fans efficacité quand on l'employe un peu plus tard ; mais fes effets en font moins actifs, attendu que l'engorgement eft plus confidérable & la tenfion des fibres plus forte. Elle opére avec affés d'activité fur les fujets dont la fibre eft délicate & lâche, & principalement fur les jeunes gens & les enfans ; ce qui n'a pas lieu fur les tempéramens fecs, ni fur les vieillards : le raifonnement feul doit éclairer fur la caufe de cette différence. C'eft auffi à raifon de fa propriété tonique, qu'on s'en fert fi utilement dans cette infiltration fanguine qui furvient d'abord après la faignée, toutes les fois que l'ouverture des tégumens n'est pas proportionnée à celle du vaisseau.

VII. L'eau froide a souvent aussi secondé l'intention des chirurgiens intelligens, dans la cure par résolution des fluxions vénériennes des bourses, du phymosis, du paraphymosis &c. Ce topique est rarement infidele, si on l'applique au moment de l'apparition de la maladie. Mais je ne pense pas que l'on puisse en faire usage avec la même confiance, pour peu que la tuméfaction inflammatoire soit considérable.

VIII. Même efficacité encore de la part de l'eau froide ou de la glace dans certaines stranguries. Je me suis servi fort avantageusement d'eau glacée dans un accès de maladie de cette espéce, occasionné par une tuméfaction excessive des prostates à laquelle il étoit manifestement démontré que de fréquentes & copieuses saignées combinées avec des bains chauds avoient puissamment contribué. L'accroissement subit des symptômes sous l'usage de ces moyens en étoit une preuve

manifefte.   L'époque de cette maladie
étoit d'une date réculée. Son origine pro-
venoit d'une gonorrhée dont le malade ne
diffimuloit pas avoir négligé le traitement.
Le cas étoit grave : lorsque je fus appellé,
il y avoit prés de vingt quatre heures que
les urines ne couloient plus.   On confulta,
& je propofai l'application de la glace avant
d'en venir à l'opération qui feroit devenue
indifpenfable, puifque ni l'algalie, ni même
la bougie ne pouvoient parcourir qu'une
étendue de deux pouces dans le canal. Ce
topique dirigé par un élève intelligent (*)
opéra deux heures après à ma grande fatisfaction & à celle du malade qui ne croyoit
pas furvivre à cet accident.

J'y eus recours avec la même confiance,
en Novembre 1782, dans deux circonftances
également alarmantes ; & même fuccès.
Mais pour que l'eau froide ou la glace ré-

(*) Mr. PARMENTIER employé à l'hôpital militaire de
cette place.

uffiffent en pareilles occurrences, il faut néceffairement avoir une connoiffance parfaite
de la caufe agiffante de la maladie. Si ces
remédes peuvent être utiles dans un cas,
ils ne font pas exempts de dangers dans un
autre. La rélation des chofes prétérites,
le caractère des fymptômes & le fiége pofitif
du mal, doivent diriger le chirurgien dans
le choix des toniques ou des rélachans an-
tiphlogiftiques.

IX. Si l'hiftoire écrite de la chirurgie ne réunit pas un grand nombre d'obfervations fur la
cure des hernies incarcérées par l'ufage de
l'eau froide, de la neige ou de la glace ; il
n'en eft pas moins vrai qu'elles ont fouvent
de très - bons effets. Il faut convenir de
bonne foi cependant, que ces topiques ne
peuvent être falutaires qu'autant qu'on aura
la précaution de vider les gros inteftins par
les lavemens, & qu'on aura fait précéder
les faignées. C'eft encore ici le cas de faifir le moment favorable pour employer ces
remédes avec l'efpoir du fuccès, paffé le-

quel ils feroient infailliblement plus nuifibles que falutaires.

L'eau froide appliquée fur le fcrotum à
deffein de faire rentrer les parties déplacées
dans leur capacité, agit plus fenfiblement
& d'une manière plus énergique que les fomentations fpiritueufes, aromatiques & réfo-
lutives aftringentes, defquelles on fe fert vulgairement, lorfque les topiques relachans
n'ont pas opéré favorablement. La froideur de l'eau excite immédiatement fur les
nerfs délicats dont ce tégument & le dartos
font tiffus, un fentiment qui porte les fibres
mufculeufes à la contraction. La preffion
qu'éprouve l'air contenu dans la portion
étranglée, le force à s'échapper ou à diminuer de volume. La fenfation dont l'inteftin eft alors plus ou moins affecté, rani-
me fon mouvement affoibli. Ce fpafme falutaire fe fait quelquefois fi à propos que le
ventre fe décharge fpontanément des matières excrémentielles retenues dans le colon
& le rectum. Cette évacuation eft d'un heureux préfage ; elle favorife efficacement la

réduction de la portion intestinale étranglée,
quand même il seroit vrai , comme le prétend un écrivain moderne, que la cause
principale de l'étranglement dépendit presque toujours de la constriction des fibres
tendineuses des muscles abdominaux.

J'ajoute que l'impression du froid se faisant sentir jusques sur les vaisseaux sanguins
qui parcourent le cylindre intestinal, il réduit leur calibre à un plus petit diamêtre.
Le sang reflue alors peu à peu dans les portions saines, & laisse nécessairement plus de
liberté à la portion incarcerée pour rentrer
dans la cavité d'où elle est sortie. Les rela-
chemens & les chûtes du rectum, du vagin
& de l'uterus ont également beaucoup à espérer de l'emploi raisonné de l'eau froide.,
de la neige ou de la glace. On a vu ces
parties reprendre sous peu de temps leur situation naturelle par l'usage soutenu de ces
moyens. A supposer qu'ils soient insuffi-
sans pour dissiper totalement ces tumeurs,
de la cause desquelles on ne peut accuser
que la foiblesse des liens qui soutiennent ces

différens organes en place, on conviendra tout au moins qu'ils doivent contribuer à en favorifer la réduction.

L'eau froide ou glacée, la glace même appliquée dans des vues prophilactiques, peuvent avoir d'excellens effets en pareilles occafions ; fi les malades ne dédaignent pas d'en ufer auffi fouvent que les circonftances peuvent leur permettre. Pour peu que les meres, dont les enfans font fujets à la chûte ou au renverfement du rectum, s'impofent la peine de leur faire de temps en temps des ablutions d'eau froide , ou de leur en appliquer fur l'anus au moyen de quelques linges trempés, en forme de petites pelottes ; & de les placer dans leur couche de manière à favorifer l'effet de ce topique ; il eft très-poffible qu'elles en préviennent le retour.

X. Mêmes réfultats encore des injections froides ou glacées dans le vagin & l'uterus hors l'approche ou le temps des régles. Ces injections fortifient le tiffu de ces parties & leur ligamens. La fimplicité de ce moyen doit en rendre l'ufage fréquent, attendu

qu'il eſt d'une exécution facile. SCHMUCKER
en fait le plus grand éloge : on doit y avoir
d'autant plus de confiance qu'il a publié
dans le ſecond volume de ſa chirurgie ſcho-
laſtique pluſieurs obſervations qui en conſta-
tent l'efficacité, en ſemblables circonſtances.

XI. Les propriétés de l'eau froide ou de la
glace, les rendent également utiles dans la
cure de pluſieurs maladies des yeux, des
oreilles & de la langue. Les effets qui en
réſultent ſont d'autant plus ſenſibles, que
les organes, ſur leſquels on applique ces topiques, ſont délicats. La paralyſie de l'œil,
(amauroſis ou goutte ſereine) la chûte de l'iris,
le larmoyement, la ſurdité & l'aphonie ont
ſouvent trouvé dans l'uſage de l'eau froide
des ſecours très-ſalutaires.

Lorsque la goutte ſereine eſt cauſée par la
plénitude des vaiſſeaux voiſins du nerf optique, & que ce nerf eſt tellement comprimé par leur proximité, que le fluide qui
le parcoure eſt arrêté dans ſa marche ; l'eau
froide appliquée ſur la tête du malade opére
d'heureux effets. Ceux qui ont eu occaſion

d'en faire ufage plufieurs fois, affurent que ces effets font beaucoup plus prompts fi cette application fe fait par furprife. Il eft utile de faire obferver qu'on ne doit employer ces fomentations qu'après avoir fait précéder les remédes généraux. Sans cette attention, le moindre rifque à courir ne feroit pas celui de l'avoir appliqué infructueufement. RICHTER (*), NOOTNAGEL (**), SCHMUCKER & WARNER (***) parlent de l'efficacité de ce reméde dans cette maladie, d'après leur propre expérience; & les obfervations nombreufes qui en conftatent l'efficacité, font très-intéreffantes.

Rien ne répugne à croire que l'ufage extérieur de l'eau froide ne puiffe produire les mêmes phénoménes dans la paralyfie du nerf optique occafionnée par la ftafe d'une humeur féreufe. Mais le fuccès que l'on peut attendre de l'eau froide alors, eft fou-

---

(*) In obferv. chirurg. fafc. II. pag. 26. & chirurg. bibl. t. 5. pag. II. pag. 220.

(**) Lib· c. pag. 144·

(***) Loc. Citat.

mis à l'effet des remédes évacuatifs placés à
propos. Il n'eft pas queftion feulement de débarraffer les premiéres voies, mais il faut
encore que les humeurs infectées du principe
morbifique foient dépurées. Ces premiers
remédes ayant agi convenablement & relativement aux circonftances; les ablutions, les
douches, les fomentations froides fur la tête
doivent agir très - efficacement : & en effet,
fi l'on veut s'en convaincre, il fuffit de lire
les ouvrages des auteurs cités précédemment !
ils ont réuni plufieurs hiftoires de maladies
femblables, radicalement guéries par l'ufage
feul de l'eau froide appliquée de la même
maniére qu'il eft indiqué de le faire dans la
cure de l'amaurofis.

Je m'en fuis fervi avec beaucoup de fatisfaction dans le flux de larmes habituel, que
tous les praticiens connoiffent fous le nom d'é-
piphora, & que la plupart confondent avec
cet écoulement de larmes chaudes & acres
qui accompagnent affés généralement les
ophtalmies graves & habituelles. Je n'ai
pas été moins fatisfait de fon influence,
quand il a été queftion de combattre la

rélaxation ou foibleſſe de la paupiere ſu-
périeure, & ſon cillement involontaire. L'eau
froide a toujours ſurpaſſé en vertu les collyres roborans préparés avec les aromates &
les ſpiritueux que l'uſage a conſacrés au ſou-
lagement des malades , & qui n'ont ſervi
ſouvent qu'à aggraver le mal. Je puis aſſurer , ſans crainte de me compromettre,
que l'évênement a toujours juſtifié mon
choix, en pareil cas.

Dois-je encore invoquer ici l'autorité des
praticiens qui ont fait uſage de l'eau la plus
froide , avec un ſuccés que l'on ſoupçonne-
roit tenir du prodige , dans les ophtalmies
décidées ou entretenues par le relachement
des vaiſſeaux de la conjonctive, dans celles
auſſi que l'on regarde comme chroni-
ques , & principalement dans les ſcrophu-
leuſes qui tiennent le premier rang ?
que d'exemples n'aurois - je pas à citer ,
où découragé par l'inefficacité des collyres
réſolutifs les plus puiſſans, l'eau froide ſeule
a eu des ſuccés merveilleux bien faits pour
ſéduire en ſa faveur ? Je viens de ter-

miner tout récemment une de ces maladies la plus opiniâtre que j'ai jamais vue, en faifant baigner l'oeil malade, jusqu'à vingt fois par jour, dans l'eau froide. Il eft bon d'obferver que cette ophtalmie étoit exceffivement douloureufe & prefqu'habituelle depuis cinq ans. Mr. DAUTER (*) n'a pas méconnu les propriétés de l'eau froide à cet égard. Il témoigne une affection particuliére pour ce topique dans la plupart des maladies extérieures de l'oeil, & furtout dans celle qui a pour caufe le relâchement de la fclérotique & l'obfcurciffement de la cornée, quoique cette maladie foit une fuite affés ordinaire de cette efpèce d'ophtalmie fi fâcheufe que l'on nomme chémofis.

XII. Mais fi l'eau froide a des vertus fi éclatantes dans le traitement des maladies qui affectent l'organe de la vue ; fi pour le dire en un mot, on eft parvenu par fon ufage à rétablir le nerf optique dans fés fonctions ;

(*) pag. 43.

pourquoi , lorsque les nerfs auditifs auront été vexés par une furabondance
d'humeurs , je dis plus, par un coup
ou une chûte qui en auront affoibli ou tellement diminué l'action qu'ils ne feront
plus aptes à la perception des fons ; pourquoi , dis - je, ces mêmes ablutions , ces
mêmes douches , les immerfions , les injections froides enfin , mifes en ufage immédiatement après les remédes généraux,
ne pourroient-elles pas réparer peu à peu ce
défordre?

L'hiftoire des temps fait mention de plufieurs praticiens célébres qui l'ont employée
avec beaucoup de fuccès en pareilles occafions. HAHN , FLOYER & BAYNARD ,
d'entre les modernes, ont répété ces expériences avec une entiére fatisfaction , dans
des circonftances où il eut été permis de pro-
tefter d'avance contre fon utilité.

HIPPOCRATE, (*) CÉLSE, (**) COELIUS

(*) De morbis mulierum.
(**) Lib. 4. cap. 1.

AURELIANUS, (*) &c. ont unanimement
loué l'application extérieure de l'eau froide
dans l'aphonie. HIPPOCRATE conseille de
faire baigner les pieds en eau froide, si cette
paralysie est hystérique. COELIUS AURE-
LIANUS dit que si elle est l'effet d'une
affection récente de l'ame, il faut appliquer
des éponges trempées de cette même eau
tout autour de la gorge, après les avoir ex-
primées ; reméde qui vient d'être publié tout
récemment avec éloge, contre la para-squi-
nancie. CELSE, sans avoir égard aux cau-
ses de l'aphonie, propose d'en faire souvent
des douches sur la tête. On voit que l'o-
pinion de ces premiers maîtres de l'art est
parfaitement réunie quant au reméde, & que
s'ils varient, ce n'est que dans le procédé.
Mais ce qui ne doit pas faire mettre beaucoup
d'intérêt dans la diverse manière d'employer
ce topique, est qu'il produit les mêmes
effets, quoiqu'appliqué différemment.

(*) de morb. chron. Lib. II. Cap. 6.

Les fomentations & les bains froids ne font pas moins eftimés dans la paralyfie de la veffie, quand même les urines feroient retenues, comme il arrive dans l'ifchurie, ou qu'elles fortiroient involontairement, comme dans l'incontinence, ou que les organes fecrétoires auroient perdu leur reffort, comme dans le diabéte. Il n'eft queftion alors que de varier l'application de l'eau froide conformément au fiége de la maladie.

Lorfque le corps de la veffie eft fpécialement affecté, il convient de placer les fomentations fur la région du pubis, fur l'os facrum, & la partie inférieure de la colonne épiniére. Il n'y a pas grand mérite à favoir après tout, que fi le mal dépend de la foibleffe des reins, on doit les appliquer immédiatement fur cette région. Zacutus Lusitanus (*) prefcrivoit les bains froids par préférence aux fomentations, & tout ainfi que

---

(*) Praxis medic. Lib. II. Cap. 13.

plufieurs praticiens de fon temps, il les re-gardoit comme le plus excellent reméde contre cette maladie, quel qu'en foient les fymptômes & le fiége.

XIII. Les hémorrhoïdes externes qui ne font point dans l'ufage de fluer fourniffent encore une occafion d'employer avec fuccès les ab-lutions & les fomentations d'eau froide. El-les réuffiffent d'autant plus promptement dans cette circonftance, qu'on les fait pré-céder de la faignée, lorsque le pouls du malade y confent, & qu'on en fait ufage dans les premiers inftans de la maladie. Le contact de l'eau froide diffipe la douleur comme par enchantement, les varices hé-morrhoïdales fe flétriffent infenfiblement, & le mal difparoît. Le même topique qui les guérit peut auffi en prévenir le retour, fi l'on a foin d'éponger plufieurs fois par jour la partie avec de l'eau froide, & prin-cipalement après les garde-robes.

XIV. L'expérience a fait connoître à Mr. RICHTER (*) que ces mêmes fomentations

____

(*) Obf. chirurg. fafc. II. Cap. 2.

fur le fcrotum , & les bains locaux froids au
même dégré , convenoient à merveille dans
la cure du circoféle récent; & j'en ai la
preuve.

Il y a quelques jours qu'une perfonne de
confidération me confulta fur une pefanteur
douloureufe qu'elle éprouvoit depuis peu
dans les bourfes, accompagnée d'un tiraillement des vaiffeaux fpermatiques du côté
gauche, dès qu'elle marchoit ou fe tenoit
de bout. Le fuspenfoir dont il étoit déja
muni prévenoit bien le tiraillement en queftion , mais il ne remédioit ni à la pefanteur
ni aux douleurs. Les vaiffeaux intérieurs
étoient engorgés & durs, & préfentoient au
toucher certaines inégalités qui marquoient
une difpofition prochaine au circoféle. Je
confeillai les fomentations à la glace , & je
garantis l'exactitude avec laquelle elles ont
été faites. Auffi Mr.*** en reffentit-il bientôt les effets ; il m'affura huit ou dix jours
après, qu'il n'avoit plus qu'un leger fentiment de douleur, que la pefanteur étoit
infiniment moindre, & que déja il marchoit

avec beaucoup moins de peine & plus long temps, sans en être incommodé. Il a continué ces fomentations froides pendant l'espace d'un mois sans interruption, & c'est à ce terme que le croyant à l'abri de la maladie dont il étoit menacé, je crus qu'il suffisoit pour en prévenir la récidive, de ne les appliquer désormais que par intervalle, & principalement lorsqu'il se couchoit.

Je ne doute point que l'eau froide n'ait les mêmes influences sur les varices récentes des jambes, auxquelles les personnes qui portent habituellement des fardeaux, qui marchent beaucoup ou qui restent long-temps debout ou assises, sont assés ordinairement sujettes. Je serois volontiers porté à en augurer favorablement, si l'on observoit toujours attentivement que les canons de culotte ne soient point trop étroits, & que les jarretiéres ne fussent pas serrées de manière à rallentir le retour du sang.

Les femmes qui ont fait beaucoup d'enfants sont également exposées à des varices aux jambes, contre lesquelles les simples fomentations d'eau froide font d'un secours insuffisant. Ce n'est pas assés d'entretenir l'activité du reméde par de nouvelles applications pour en obtenir ce que l'on défire : il faut encore qu'un bandage appliqué depuis l'extrémité du pied jusqu'à la partie supérieure de la cuisse en favorise l'opération, & que l'on vide le sang par des saignées faites à propos. Je me borne à observer qu'en raisonnant l'usage de ce procédé relativement au genre de maladies, à sa cause & aux parties affectées, il seroit possible à l'aide de ce moyen, d'en modérer l'accroissement & d'en prévenir les dangers.

XV. Les fortes extensions des ligamens, des tendons & des muscles invoquent aussi l'usage des ablutions, des bains, des fomentations froides. Ces moyens de prévenir les maux qui dérivent de ces accidens, si on les emploie dans le premier temps de la maladie, & de restituer dans peu la force énergique aux parties souffrantes, font encore respectés aujourd'hui par le vulgaire journellement témoin & admirateur de leur efficacité. Le seul motif qui feroit défirer que l'application des topiques froids ne fut pas trop éloignée de l'époque de la chûte, eft, comme on l'a dit ailleurs, la crainte d'un engorgement plus confidérable qui en éluderoit les effets. On fait au refte que tout ce qui eft capable de relever l'action des folides dont la foibleffe des tiffus favorife l'accumulation des fluides, eft le plus fouverain reméde.

C'eft par une fuite de ce principe que l'on conçoit comment les douches, les bains froids ou glacés, & la neige produifent de fi bons effets fur les articulations affoiblies, par la perte de reffort des ligamens des mufcles & des tendons qui affurent la ftabilité & la fermeté des pièces articulées. MARTEAU & BLOCH paroiffent fi convaincus des propriétés falutaires de l'eau froide à cet égard, qu'ils confeillent d'en fomenter les parties luxées, fuffent-elles même compliquées de grandes plaies, qui intéreffcroient les vaiffeaux & les ligamens. Ils la confidérent encore comme un moyen très-utile pour prévenir un nouveau déplacement, qui ne pourroit avoir lieu que par la foiblesse des liens articulaires qu'on auroit négligé de fortifier, & pour dissiper l'enflure œdémateuse qui accompagne toujours les plaies profondes des articulations.

VAN-DER-HAAR(*) témoigne une confiance particuliére à ces topiques, surtout dans la cure des luxations causées par une métastase, précédée d'une inflammation des ligamens, dont la fin est de les relacher. L'application de l'eau froide paroit assés généralement indiquée dans les luxations de cause interne occasionnées par la débilité des parties molles. Mais l'on présume qu'il seroit très-imprudent par fois, de l'employer dans le temps où l'inflammation, dont parle VAN-DER-HAAR, seroit dans toute sa force ; & c'est précisément ce que cet auteur semble conseiller.

HIPPOCRATE(**) n'abonde pas tout-à-fait

(*) Pag. 307.

(**) Aphor. 25. Lib. 5.

dans le même fens que Van-der-Haar.
Il fe borne à indiquer l'ufage de l'eau froide
dans les maladies purement arthritiques ; il
en parle neanmoins très - avantageufement
dans la cure des tumeurs inflammatoires qui
avoifinent les articles avec douleur ; mais il
n'y comprend point les luxations. Se pro-
pofoit - il d'éviter par ce moyen, les dépôts
auxquels ces tumeurs donnent affés fouvent
occafion? il eft affés probable. Il eft à préfumer cependant, que ce grand médecin fe
défioit de ce topique appliqué fur les plaies
ou les ulcères; car une de fes conditions
expreffes dans l'ufage qu'il en recommande
par rapport aux maladies goutteufes, eft
d'exclure l'eau, fi elles font accompagnées
d'ulcères. Jean Bréche de Tours, un de fes
commentateurs, rend ce paffage d'Hippocrate affés imparfaitement «L'eau froide, dit-il,
» répandue en abondance & appliquée, fou-
» lage & guérit toutes chaudes tumeurs
» contre nature, étant aux jointures, & les
» douleurs fans ulcères.»

Hippocrate donne à cet aphorifme un

fens plus fignificatif, qui ne peut être bien préfenté qu'en rapportant fes propres paroles. *« Tumores articulorum, atque dolores absq.*
„ ulcere & podagricos quoque, atque convulfa ho-
„ rum plurima, frigida aqua longe effufa levat
„ & extenuat, folvit que dolorem, nam modi-
„ cus torpor dolorem folvit.

On voit que ce prince de la médecine s'explique très-clairement fur les vertus de l'eau froide dans les maladies arthritiques accompagnées de tumeurs, de douleurs vives & de convulfions. Et pour faire mieux fentir l'action de ce topique, il dit que la douleur céde à une forte d'engourdiffement occafionné par l'eau froide, qu'il confeille de verfer en abondance; ce qui s'entend fans doute de l'attention que l'on doit avoir d'en renouveller fouvent l'application.

Thomas Bartholin (*) nous à confervé l'hiftoire de la cure d'une maladie de ce genre, par l'ufage des topiques froids, &

______

(*) Confec, ejusdem de nivis ufu medico. Cap. 25. pag. 125.

depuis lui le même reméde en a peut-être fait mille autres, defquelles on n'a pas jugé à propos de groffir les livres de l'art. Il faut croire que c'eft d'aprés l'expérience que Tissot,(*) un des médecins qui écrit aujourd'hui avec le plus d'exactitude, confeille les bains froids comme le meilleur préfervatif contre la goutte ; & parmi les perfonnes qui en font ufage, il y en a beaucoup qui s'en louent.

On ne cherchera pas à expliquer comment les fomentations & les bains d'eau froide, parviennent à diffiper des douleurs que l'on fe croit fondé à attribuer au contact de l'air froid, qui rallentit ou fupprime la tranfpiration. Il feroit affés naturel d'imaginer que l'application des corps froids dût les augmenter, foit en crifpant d'avantage les nerfs, foit en refferrant toujours plus, la bouche des vaiffeaux qui viennent s'ouvrir à la peau.

Mais ne feroit-ce pas la fenfation qu'é-

______

(**) Avis au peuple. §. 184.

P 5

prouvent néceſſairement les fibres par l'impreſſion du froid , qui les porteroit à ſe
contracter? d'où il ſuivra qu'elles déplace-
ront l'humeur morbifique & l'expulſeront.
Les ſueurs abondantes qui ſuccédent prefqu'immédiatement aux bains froids, lorſque
les malades ſont rendus dans leur lits , ſem-
bleroient favoriſer cette opinion. De quelle
manière que ce ſoit , il n'eſt pas moins
certain que la propriété des bains froids eſt
conſtatée par pluſieurs médecins & chirurgiens célébres, dans la cure des douleurs
rhumatiſmales & arthritiques avec gonflement & inflammation.

Le rachitis qui ne différe peut-être de la
chartre que par la réunion ou l'étendue de
quelques ſymptômes , mais dont la cauſe eſt
abſolument la même; trouve journellement
dans les immerſions & les bains entiers
d'eau froide, des reſſources très-utiles. L'am-
maigriſſement de tout le corps , la cour-
bure de l'épine & de la plupart des os longs,
le gonflement des épiphyſes &c , indiquent
qu'il eſt auſſi intéreſſant de fortifier les ſoli-

des , que de dompter le vice qui en détruit l'organisation.

Les lotions froides répétées chaque jour , toutes les fois que les circonstances ne permettent pas l'usage des bains , ont eu en particulier des effets salutaires dans le traitement de cette maladie. Ces effets seroient peut-être les mêmes partout, si l'on continuoit ces petits moyens avec les précautions convenables, aussi longtemps que les symptômes l'exigent. Plus les remédes font simples , moins communément ils inspirent de confiance ; & l'eau que nous recommandons ici , éprouve souvent de la disgrace dans le moment où elle étoit près de se signaler.

XVI. Ces espéces de tuméfactions qui naissent, pour ainsi dire , avec les fractures, font une suite du choc qui a décidé la solution de continuité de l'os. Ce font de vraies contusions qu'augmentent la preffion & l'irritation caufées fur les chairs, par la portion offeufe déplacée. L'eau froide a par-conféquent les mêmes droits fur la réfolution de ces engorgemens, que fur les contufions ordinaires. Ses propriétés la mettent cent fois audeffus de ces pâtes que l'on préparoit autrefois fous le nom de défenfifs, avec la farine de feigle, le miel, le blanc d'oeuf &c. & dont on recouvroit totalement le membre fracturé, au moyen d'un large plumaffeau fait d'étoupes.

Si l'on penfe que l'eau froide ne puiffe pas toujours être préféré aux fpiritueux defquels certains praticiens préconifent les vertus dans le traitement de ces maladies, au moins conviendra-t-on qu'elle peut fuppléer à leur défaut. La néceffité me l'a fouvent fait employer dans un temps où je n'en connoiffois qu'imparfaitement le mérite, ne pouvant me procurer les petits remédes dans l'ufage defquels j'avois été élevé; & je ne diffimule point qu'elle a conftamment rempli mes vues avec fatisfaction.

La réduction des os eft une opération vraiement digne de toute l'attention de ceux qui exercent la chirurgie avec des connoiffances même diftinguées. Mais cette réduction faite & les accidens diffipés, leur confolidation eft entiérement foumife à la nature(*).

Puifque l'eau froide feule a pu guérir une fraîlure compliquée de la main droite à Chriftophe Hébert & au foldat de Médoc, comment n'opéreroit-elle pas les mêmes effets dans un cas plus fimple? Ajoutons l'exemple au raifonnement, & peut-être parviendrons nous à perfuader que l'on peut

---

(*) Parmi les accidens qui furviennent après la réduâion des fraîlures, il en eft plufieurs qui dépendent de la mauvaife habitude du corps & de l'indocilité des malades. CHARLES CHRISTIAN HENRIC a beaucoup plus inftruit en traitant de la dépravation des maladies par la faute des malades, que ceux qui ont écrit à deffein d'inftruire fur la manière de corriger le vice des humeurs, attribuant tous les evènemens dont ces maladies étoient accompagnés aux effets que ces humeurs produifoient fur l'économie animale.

Les auteurs qui font entrés dans le détail des accidens fecondaires des fraîlures, n'en ont pas affés développé les caufes. Ils ont imputé pour la plûpart, tous les accidens au vice des appareils. On ne doute point qu'ils n'y contribuent beaucoup, & le genre de ceux auxquels ils peuvent donner lieu, font à peu de chofe prés connus.

Il feroit effentiellement à défirer que l'on eut indiqué les moyens de prévenir les maux qui derivent direîle-

efficacement fubftituer l'eau froide aux fpiritueux dans la cure des fractures en général,
avec des modifications relatives à l'habitude
du fujet.

MAD.*** âgée de cinquante cinq ans, d'un
tempérament humide, fe fractura la jambe
gauche, en tombant du haut d'un efcalier.
Les perfonnes qui accoururent au bruit de
cet accident, cherchérent à lui perfuader
qu'il n'y avoit point de fracture, attendu
qu'elle faifoit mouvoir fes orteils à volonté.
Mais quoique l'on eut pris foin d'envelop-

---

ment de la conftitution & de la difpofition du bleffé, par
un traitement analogue & un régime convenable, dont
l'ufage, nous le difons avec peine, eft trop généralement
négligé. Les chirurgiens les moins exercés à la pratique
feroient plus attentifs & les malades plus circonfpects. Il
eft prouvé qu'un corps fain & d'heureufes difpofitions
ont fouvent contribué à la réputation du r'habilleur le
plus ignorant.

Quoique la fracture transverfale des os longs foit une
des plus faciles à contenir; elle n'eft pas moins fufceptible de déplacement que les autres, lorfque les mufcles
qui s'attachent à ces os font violemment & conftamment
excités, à la contraction, par la toux, l'éternuement fréquent & le fpafme local. Il en réfulte que les difformi-

per la jambe avec des linges trempés d'eau
de vie, les douleurs augmentèrent, & le
gonflement devint exceffif; ce qui détermina
cette dame à me mander, fept ou huit heures après la chûte. Je ne m'abufai point
fur l'exiftence de la fracture, non plus que
fur les inconvéniens à craindre en voulant
la réduire fur le champ. J'avois à coeur
avant cette opération de diffiper le gonflement. Une fituation favorable & l'application de l'eau froide que je fis tirer d'un
puits placé près de fa porte, fecondèrent
merveilleufement mes intentions. Il n'étoit
queftion que de rafraichir l'appareil fans y
toucher, dès que la malade éprouveroit un
certain fentiment de chaleur fur la partie.
Tout ce qui avoit été préfcrit à cet égard

---

tés du cal auxquelles ces fecouffes foutenues donnent inévitablement lieu, font toujours improprement attribués
aux chirurgiens. Cette fauffe imputation eft une fuite de
l'habitude que l'on a contracté avec l'erreur, faute d'un
raifonnement judicieux fur les caufes qui ont fait naître
ces difformités; caufes qu'il eft impoffible au chirurgien
de prévenir & dont les effets ne peuvent être réprimés,
ni même modérés que très-difficilement.

fut ponctuellement exécuté par la garde malade. Les douleurs s'appaiférent peu à peu,
& vingt quatre heures après , l'enflure n'e-
xiftoit déja plus.

Il fut aifé alors de diftinguer le lieu pofitif de la fracture & fon efpéce. Le tibia
étoit rompu transverfalement à fa partie
prefque moyenne, & le déplacement n'étoit
que partiel. La réduction n'exigeoit qu'une
médiocre extenfion, elle fut faite à peu de frais
& toutes les inquiétudes cefferent. Je n'appliquai le bandage roulé que quatre jours
après. Ce bandage fut toujours humecté
d'eau froide jufqu'au terme où il parut abfolument néceffaire de le relever. Et comme
les chofes étoient dans la meilleure difpofition poffible, on ceffa l'ufage de l'eau.

Peu de temps enfuite MAD. B*** dont la
conftitution individuelle étoit abfolument la
même que celle de MAD. M***, à la différence
près qu'elle avoit quelques années de plus,
éprouva le même accident en tombant de
fa hauteur. Ici la fracture étoit compofée
& occupoit pofitivement le même endroit

que

que la précédente. La tuméfaction n'étoit pas auffi étendue, mais elle auroit pu le devenir avec le temps ; de manière que la réduction étoit praticable au moment où je fus appellé ; elle fut faite. Je n'emploiai pas d'autres topiques que l'eau froide dans le cours des premiers panfemens, toujours néceffaires pour des raifons dans le détail defquelles il feroit trop long d'entrer. Au refte ce qu'il y a de remarquable, c'eft que le gonflement fut à peine fenfible, les douleurs légères & de peu de durée.

Ces deux cures marquées au coin du plus heureux fuccès, m'ont fait naître quelques réflexions utiles en faveur de l'eau froide, en comparant fes effets avec ceux des fpiritueux & en les raifonnant fans partialité ; J'ai crû voir que les membres fracturés fur lesquels on l'avoit emploié étoient moins atrophiés, & confervoient plus de liberté dans les mouvemens, après la confolidation de la fracture, que lorsqu'on s'étoit fervi de fpiritueux dans le cours du traitement. Ce qui a effentiellement fixé mon attention,

Q

ce font les convalefcences qui m'ont paru moins laborieufes & moins longues.

Cette obfervation paroîtra peut-être illufoire à quelquesuns. Mais fi on a égard au deffléchement & à la roideur, qu'occafionne aux fibres l'ufage foutenu des fpiritueux ou aromatiques, dans la curation des fractures ; on concevra aifément d'où peut naître la différence qui exifte fenfiblement entre la difficulté & la facilité des mouvemens ; enfuite de l'emploi de l'un ou de l'autre de ces topiques.

XVII. Ceux qui favent jufqu'à quel point l'eau froide ou glacée agit fur les organes deftinés au fentiment, & l'effet qu'elle produit fur les liqueurs , n'auront pas de peine à comprendre comment elle peut rallentir le mouvement du fang, dans la partie fur laquelle on l'applique , calmer l'agitation des nerfs & les affermir.

De ce qu'il n'eft pas d'un ufage général en chirurgie de fe fervir d'eau froide, ou de glace, ou de neige, pour fufpendre ou borner certaines hémorragies, on ne doit pas en conclure contre. Il n'est pas question ici de lui attribuer des effets équivalents à ceux des plus puissans styptiques, & encore moins à ceux de la ligature: mais il suffit de poser en fait que l'eau froide peut être emploiée seule, avec beaucoup d'efficacité dans plusieurs circonstances relatives, & qu'enfin elle devient auxiliaire dans presque tous les cas d'hémorragie, quand on fait en user avec discernement.

Si cette ressource est insuffisante, elle n'est cependant point à négliger, toutes les fois qu'on n'aura pas sous la main des moyens plus sûrs. C'est moins en bornant l'application de l'eau froide ou de la glace sur l'ouverture artérielle, qu'en plongeant le membre dans un baquet rempli, ou en le douchant ou en le recouvrant de linges bien trempés de cette eau, qu'on peut réussir. C'est alors que le rallentissement du sang dans l'artère ouverte, ou la cessation instantanée de son écoulement par l'ouverture, peuvent permettre de poser un appareil compreffif auffi folide que méthodique, pour en prévenir le retour.

L'impreffion fubite que caufe aux nerfs, l'application du froid, fe communique aux vaiffeaux dont le diamétre fe rétrécit; ils fe refferrent, le fang chemine plus lentement & en moindre quantité, & acquiére peu-à-peu une confiftance capable de fermer l'ouverture du calibre.

C'eft en partie dans cette intention & afin de prévenir une inflammation trop confidérable, que les maréchaux experts emploient les lotions d'eau froide après la caftration, indépendamment d'une forte de ligature qu'ils ne négligent prefque jamais de faire. Ils tiennent pour certain, que ces ablutions & ces fomentations d'eau froide difpofent la plaie à une prompte cicatrifation & que l'animal fouffre infiniment moins dans le cours du traitement.

HIPPOCRATE(*) en recommandoit l'ufage

____

(*) Aphor. 23. fect. V.

dans l'hémorragie qui survient aux plaies;
il ne la croyoit pas seulement propre à l'arrêter, mais encore à prévenir sa récidive.
„ *In his autem frigida uti oportet, ubi san-*
„ *guis erumpit, aut erupturus sit.*„ CELSE,(*)
lui reconnoissoit également les mêmes propriétés; aussi en parle-t-il en pareilles occasions, avec beaucoup de confiance.

Journellement on applique, & souvent
d'une manière très-implicite (quoique néanmoins avec un succès assés constant), des fomentations d'eau froide sur différentes régions de la tête dans les vues d'arrêter l'hémorragie du nés. Il est rare qu'elles ne
produisent pas des effets salutaires, si ceux
qui les prescrivent ont attention de faire
plonger en même temps les pieds du
malade dans un baquet d'eau tiéde. Ce
pédiluve est d'autant mieux indiqué, que
l'usage extérieur & local de ces fomentations froides n'auroit souvent qu'un ré-

______

(*) Lib. c. Libro 5. Cap. I. & 26.

fultat fâcheux, fi les extrémités inférieures reftoient froides pendant l'adminiftration
du reméde principal. Ce bain fait une dé-
rivation fort utile; en retenant une portion
plus confidérable de fang dans les veines de
ces extrémités, il en rallentit la circulation
dans les vaiffeaux fupérieurs, fur lefquels les
topiques froids agiffent de manière à en refferrer la capacité, au point d'interpofer des
obftacles fenfibles à fon affluence, & par
conféquent à fon évafion.

On lit dans VAN SWIETEN (*) que des
linges baignés en eau froide & appliqués fur
le fcrotum ont arrêté une très-forte hémorragie des narines. Il eft dit que ce topique
opéra une grande révolution, que tout le
corps fut faifi d'un violent friffon, pendant
lequel l'hémorragie ceffa. Le vinaigre produit auffi les mêmes effets. Ceux qui y ont
plus de confiance qu'à l'eau froide, confeillent
d'en épancher fur une éponge & d'en cou-
vir le fcrotum; mais l'expérience m'a ap-

(*) Tom. 4. §. 1203.

pris que l'ufage de l'eau froide étoit également falutaire.

C'eft à l'eau froide auffi que l'on donne communément la préférence, quand il s'agit de borner les hémorragies qui fuccédent à l'extraction des dents, ou qui font la fuite d'une bleffure ou d'une ulcération dans la bouche. La fituation du mal exige qu'on réitére fouvent cette efpéce de bain, attendu que le degré de chaleur dont l'eau eft fufceptible, pour peu qu'on la retienne dans la bouche, détruiroit fa propriété aftringente.

Je me rappelle avoir vu un bénédictin appliquer un morçeau de glace derriere l'oreil d'un domeftique, du côté où il fouffroit vivement d'une dent gâtée. L'effet en fut heureux & très-prompt, mais j'ignore s'il fut durable. Mr. MACQUART (*) a parlé de cette vertu de la glace applicable au même cas; il n'a pas l'air de mettre plus de confiance que moi à ce topique, quoiqu'il faffe obferver que ceux qui propofent ce re-

––––––––––––––––––––

(*) Manuel fur l'eau.

Q 4

méde en pareilles occafions, exceptent les douleurs entretenues par une carie exiftente de la
dent. Il eft cependant bien rare que ces
fouffrances foient produites par une autre
caufe.

Quelques praticiens ont beaucoup recommandé les lavemens d'eau à la glace contre
l'hémorragie des gros inteftins ; mais ce moyen ne paroît pas généralement admiffible.
Il feroit poffible cependant qu'il opérat de bons
effets. Il en eft de ces lavemens comme de l'eau
glacée que l'on confeille intérieurement dans le
crachement & le vomiffement de fang, occa-
fionnés par la rupture de quelques vaiffeaux de
l'eftomac. Les inconvéniens & les dangers attachés à l'ufage indifcret de ce reméde dans
de femblables circonftances, le rendent fufpect. Il pourroit arriver qu'il produifît des
effets auffi fâcheux que le mal même ; cette
crainte eft en quelques forte fondée ; & elle
a même retenu des chirurgiens très-éclairés.
Il eft des cas où les fomentations d'eau froide fur la région de ce vifcère peuvent être
falutaires ; mais ces cas font bien diffici-

les à connoître ; je l'avoue. RENARD (*)
confeille à la vérité ces fomentations, pour arrêter le crachement & le vomiffement de
fang. On ne lit cependant nulle part qu'il les
ait emploiées dans cette occurrence. Je ne
ne les crois pas fufceptibles de grands inconvéniens. Il eft même à croire qu'elles
pourroient avoir quelques fuccès , fi on en
faifoit ufage avec circonfpéction. C'eft à la
prudence du medécin à les adopter ou
à les rejetter.

Il faut convenir, au refte , que les fomentations d'eau froide fur le bas ventre
ont eu de très-bons effets dans les pertes de
fang utérines : ce pourroit être un motif pour
en faire ufage avec quelque confiance, dans
l'hémorragie de l'eftomac & des inteftins. Mais
pendant qu'on applique ces fomentations
dans ces pertes de fang , il ne feroit pas inutile de tamponer le vagin. Quoique ce tamponage fuffife fouvent pour borner l'hémorragie,

---

(*) Journal de medecine tom. 35. pag. 509.

on ne peut diffimuler que les topiques qui refferreroient, pendant ces entrefaites, le calibre des vaiffeaux, qui diminueroient l'affluence du fang, ne puiffent prévenir fon retour.

Les précautions que demande l'emploi de ces fomentations ne font point à négliger. Il eft effentiel d'exprimer fuffifamment les flanelles ou les linges dont l'on enveloppe la capacité du bas ventre, pour éviter que le fuperflu de l'eau de laquelle ils font imbibés, ne refroidiffe trop le lit; ce qui pourroit aifément donner occafion à un nouveau genre de maladies.

Certains accoucheurs font dans l'ufage d'ajouter une certaine quantité de vinaigre à l'eau froide, & d'autres fe fervent de vinaigre pur également appliqué à froid. J'ai été deux fois témoin des bons effets de ce topique, dans des circonftances où la vie des malades étoit en un danger. imminent. La reffource du tamponage n'étoit pas encore connue comme elle eft aujourd'hui ; reffource fidelle quand elle eft faite avec méthode, & dont nous fommes redevables au favant LEROUX qui a publié un grand nombre d'obfervations concernant les effets falutaires de ce procédé, qui ne peut manquer d'être favorablement accueilli dans la pratique des accouchemens.

XVIII. L'eau la plus froide répandue d'abord fur la face, puis enfuite fur le corps & les membres, a fouvent opéré avec fuccés dans le concours des accidens caufés par les vapeurs méphytiques. Je m'en fuis fervi très-avantageufement dans la circonftance où un malheureux prifonnier avoit perdu l'ufage de tous les fens, pour avoir allumé pendant la nuit un peu de charbon dans fon cachot. L'eau froide ou glacée agit ici comme dans les fpafmes, les tremblemens, & les convulfions qui proviennent de l'agacement ou de la foibleffe du fyftême nerveux. Elle calme le mouvement des nerfs, les raffure, modére le cours précipité du fluide qui y circule, & le rétablit dans fon état naturel.

XIX. Lorsqu'immédiatement après des brûlures plus ou moins confidérables, on trempe la partie fouffrante dans l'eau bien froide, ou qu'on la couvre de linges impregnés de cette eau, affés longtemps pour que l'impreffion du froid pénêtre, fe faffe fentir jufqu'aux fibres léfées, & refferre les vaiffeaux fur lefquels le feu a developpé fon action ; les douleurs s'appaifent infenfiblement, & les traces du feu fe diffipent. Il n'y manque pas d'exemples qui prouvent pour l'eau froide, dans la cure des brûlures même affés graves. Je préfume trop favorablement de l'attention de ceux qui en feroient ufage en pareilles occafions, pour croire qu'ils négligeroient de la renouveller fouvent, afin de lui conferver le même dégré de froid. Faute de cette attention la douleur renaîtroit à raifon de la chaleur communiquée à l'eau, & alors ce topique agiroit dans un fens tout oppofé à l'intention dans laquelle on l'emploie ; bien loin de refferrer les parties, il les relâcheroit.

L'efprit de vin le plus rectifié dont quelques auteurs recommandent fpécialement de fe fervir, fitôt après l'action du feu, dans la vue d'empêcher les progrés de la brulure,

& de prévenir le désordre inévitable dans lequel tombent les parties brulées, ne surpasse point l'eau froide en vertu. A supposer que l'esprit de vin détruise le foyer de chaleur, en attirant au dehors les particules de phlogistique que l'on pense avoir été introduites dans les chairs par l'effet du feu, (comme quelquesuns le croyent); il est certain que l'eau la plus froide opère les mêmes phénomènes, quoiqu'elle agisse d'une manière différente.

L'usage que j'ai fait de l'un & de l'autre dans des circonstances semblables, m'a mis à portée de comparer leur mérite. J'ai vu, tout bien considéré, que l'eau froide étoit d'une utilité plus étendue que l'esprit de vin ; puisqu'on peut l'employer avec beaucoup de succès dans les brûlures avec déperdition de substance ; ce qui ne peut avoir lieu par rapport à ce dernier reméde.

XX. Les effets merveilleux de l'eau froide, de la glace ou de la neige appliquées sur les parties saisies par le froid, sont généralement connus aujourd'hui. On fait même

que fi on les approche du feu ou qu'on
leur communique le moindre degré de chaleur, elles tombent inévitablement en gangrêne. Mais ce feroit abufer de l'eau froide
que de la continuer au delà du terme où
les parties font révivifiées. L'inflammation
qui remplace peu-à-peu le fentiment de froid,
mérite des confidérations raifonnées, d'après
les principes de l'économie animale & de
l'art. L'eau pure médiocrement froide d'a-
bord, puis enfuite appliquée tiéde, termine
communément la maladie d'une manière
fatisfaifante.

Mr. TISSOT (*) rapporte à ce fujet un
evênement dont nous ne donnons connoiffance ici, que relativement à la gravité des
fymptômes. Il eft queftion d'un homme à
qui un froid exceffif avoit gelé les orteils,
& chés lequel la gangrêne s'étoit propagée
jufqu'aux cuiffes, où elle s'étoit manifeftée
par des tâches purpurines. Quelqu'étendu

(*) T. 2. pag. 149, avis au peuple.

que fut déja le mal, il céda totalement à
l'application de la neige.

Ces fortes d'inflammations accompagnées
de demangeaifons qui furviennent aux talons
& aux mains des enfans & des perfonnes
délicates, pendant la durée des froids de l'hyver, & que nous connoiffons fous le nom
d'engelures, réfiftent rarement à l'ufage de
l'eau glacée ou de la neige. Ces inflammations font toujours lentes & n'ont jamais
qu'un caractére éryfipélateux. La rupture
des tégumens qui réfulte par fois de cette
inflammation , eft moins l'effet de la dilatation extraordinaire des vaiffeaux cutanés ,
que de l'acrimonie des humeurs où les portent leur inaction & leur féjour. Si les topiques froids font utiles à cette époque, ils
ceffent de l'être lors que les parties font ulcérées. Ce n'eft pas à dire que leur ufage
feroit malfaifant; mais ces ulcères font quelquefois accompagnés d'une flétriffure gan-
grêneufe qui demande des remédes plus énergiques. Ces ulcères étant détergés , l'eau
froide ou tiéde peut être employée avec fuc-

cès, selon les indications que préfentent ces maladies, & le fentiment de douleur plus ou moins vif qui les accompagne.

Plufieurs praticiens de réputation on cru appercevoir dans l'eau froide une nouvelle reffource contre la gangrêne produite par la débilité du reffort organique. Cette propriété toute particuliére relativement à l'objet, a déjà fixé l'attention de Mr. RAYMOND(*). Je ne doute point de fes bons effets dans cette circonftance ; je n'articule feulement que fur la certitude parfaite qu'il faudroit fuppofer que l'on eut de la caufe de la maladie, pour fe décider à l'emploi d'un reméde fufceptible d'augmenter le mal, en cas d'erreur.

Convenons de bonne foi qu'on ne peut porter un jugement certain fur la vraie fource de cette maladie, qu'à la faveur d'un profond difcernement. Telle gangrêne qui paroît quelquefois tirer fon origine, en ligne droite de

(*) Differtation fur les bains aqueux fimples, à Avignon, 1756.

de l'affaissement des solides, a souvent pour cause un étranglement secret dans les principaux vaisseaux de la partie ; étranglement de l'existence & du siége duquel le chirurgien le plus clairvoyant se douteroit difficilement. On ne peut dissimuler que dans une incertitude pareille , l'application de l'eau froide seroit très-hasardée.

SECTION SECONDE.

DE

L'UTILITÉ DE L'EAU TIÉDE

OU

CHAUDE.

LES variétés dont les maladies sont susceptibles par rapport aux différens individus qu'elles affectent ; les divers états dans lesquels elles passent successivement à raison de l'âge, des temps, des saisons & des lieux ;

les parties plus ou moins délicates qu'elles intéreſſent &c. , ne ſuppoſent pas que l'eau froide puiſſe être un reméde applicable à toute ſorte de maux. Les vertus qu'on lui a attribuées dans la ſection précédente ne s'étendent guére au delà des bornes preſcrites. S'il eſt des circonſtances où il faille relever l'énergie des ſolides, & augmenter l'oſcillation des vaiſſeaux, il en eſt auſſi où il importe beaucoup d'affoiblir leur reſſort & de rallentir leur action.

I. Telles ſont les propriétés générales de l'eau tiéde, qu'elle amollit le tiſſu de la peau, relâche la texture des nerfs qui la parcourent, dilate les pores, & les prépare à s'imbiber des parties aqueuſes les plus diviſées qui ſont enſuite entraînées dans les voies de la circulation. Cette diverſité d'effets miſe en oppoſition avec ceux que produit invariablement l'eau froide ou glacée, fait naître la néceſſité de varier l'uſage de ces topiques, ſelon les indications relatives.

On ne combat jamais plus efficacement l'inflammation, on ne remédie jamais mieux aux affections morbifiques des personnes d'une constitution séche & principalement à celles des viellards dont les fibres sont roides & desséchées, que par les bains, les fomentations , les immersions , & les ablutions d'eau tiéde. Le vrai & seul reméde est d'entretenir la flexibilité & l'action des fibres , en les humectant le plus souvent qu'on peut.

II. L'eau tiéde réunit à peu de chose prés toutes les propriétés que l'on recherche dans certaines plantes, auxquelles on attribue la vertu de remplir cette indication d'une maniére trés-efficace. Les effets qu'elle à toujours produits dans les différentes circonstances où l'on avoit à combattre la rigidité des fibres & l'inflammation , prouvent jusqu'à quel point l'eau tiéde seule peut calmer la chaleur & relâcher le tissu fibreux. C'est l'opinion générale ; & elle n'a jamais varié. Les substances végétales qui lui communiquent leur saveur ou leur propriété émolliente, n'y ajoutent donc rien ou presque rien. On en excepte cependant quelques unes d'entr'elles qui fournissent une partie mucilagineufe laquelle eft en plus ou moins grande quantité dans la racine, la tige ou la femence de ces plantes , & dont l'application n'eft pas toujours d'une néceffité abfolue dans tous les cas. Les décoctions des végétaux purement aqueux , defquelles il eft affés d'ufage en chirurgie de fomenter les parties douloureufes, n'ont jamais produit des effets fupérieurs à ceux de l'eau qui en eft la bafe, lorfqu'elle eft emploiée à un dégré de chaleur convenable. On craindroit de dire que les fucs de ces plantes unis à l'eau, nuifent à fa vertu relâchante. Il eft certain cependant que fi l'on fait attention à la couche de craffe que ces fomentations chargées des débris de ces fubftances dépofent fur la partie malade, on pourra fe convaincre d'après le raifonnement le plus fimple, qu'elles font plus propres à mettre des entraves à l'effet du reméde qu'à en favorifer l'action.

Les cataplafmes émolliens préparés avec la pulpe de ces mêmes plantes , ne font falutaires qu'autant qu'ils contiennent une certaine quantité d'eau à laquelle on communique un dégié de chaleur refpectif à celui de la partie malade.

Le feul avantage que ces cataplafmes puiffent avoir fur l'eau tiéde, eft de conferver plus long-temps l'humidité & la chaleur. Ce motif eft bien fuffifant pour leur donner la préférence fur les fomentations, à égalité de mérite, dans une foule de cas où la néceffité d'humecter l'appareil fe renouvelleroit fouvent. Comme on ne peut trop éviter de troubler la tranquillité dans laquelle repofent par fois les malades, & que des panfemens réitérés font toujours à charge aux perfonnes qui les foignent, les cataplasmes préviennent l'un & l'autre de ces inconveniens.

III. On ne penfe pas demême des infufions aromatiques. Elles tiennent en diffolution des principes ftimulans dont l'effet dépend autant du degré de chaleur auquel on applique ces infufions, que des parties médicamenteufes qu'elles contiennent & qui lui doivent leur activité.

Les farines que l'on mélange dans ces différentes liqueurs & dont on compofe une pâte de moyenne confiſtance ne font que de foibles acceſſoires qui n'ont d'énergie qu'autant qu'ils font liés avec le principal. L'idée que l'on s'eſt faite des vertus particuliéres de ces farines tient un peu trop à la crédulité; car celles que l'on qualifie de réſolutives étant cuites dans une décoſtion émolliente , ſe penêtrent de leur principe aqueux & n'agiſſent alors que comme de ſimples relâchans.

L'uſage a cependant établi des loix dans l'exercice de la chirurgie, que j'aurois à me reprocher de vouloir enfreindre. Mon opinion contraire ſur les vertus que l'on attribue ſpécialement à ces préparations farineuſes, ſans avoir égard aux véhicules dans lesquels on les fait cuire, eſt fondée ſur l'obſervation & l'expérience. Quoiqu'il en ſoit, je n'ai pas la préſomption de croire que mon ſentiment dût faire autorité. Je dis ce que j'ai vu, je rends compte tout bonnement de ce que j'ai obſervé, & il n'eſt perſonne qui ne puiſſe en faire autant.

IV. Les praticiens les plus méthodiques des

fiécles derniers ne confondoient point les propriétés de l'eau froide avec celles de l'eau chaude. Les temps propres pour employer ce reméde froid ou chaud, étoient marqués par les changemens qui furvenoient dans les plaies , & par les diverfes révolutions que chaque faifon entraînoit après elle. Les modifications de la chaleur & du froid dont l'eau eft fufceptible fervoient favorablement leur vues. Le dégré de chaleur auquel ils emploioient ordinairemeut l'eau étoit tel, qu'elle dût exciter une fenfation agréable lorsqu'on y plongeoit la main. C'eft ainfi que Paré l'entend quand il dit qu'elle doit être tempérée ou tiéde.

Celse a adopté de point en point la doctrine d'Hippocrate rélativement à l'ufage extérieur de l'eau tiéde, dans la cure des maladies inflammatoires. La marche qu'il confeille de fuivre en pareilles occafions eft auffi réfléchie que favante. On y voit la fimplicité des panfemens réunie à l'avantage de découvrir rarement les plaies. Ces préceptes falutaires que Magatus & Belloste

ont fait revivre, font fondés fur des raifon-
nemens & des faits qui fe renouvellent
chaque jour dans la chirurgie cultivée par
des perfonnes inftruites. Elle auroit peut être
à fe plaindre, cette chirurgie, de ce que
ces préceptes ne font pas affés refpectés.

CELSE eft auffi le premier qui ait fait
fentir la néceffité de varier les fomentations
froides & chaudes, felon les temps & les
faifons. Il confeille les fomentations d'eau
tiéde en hyver & celles d'eau froide en été.
On ne fauroit fe refufer aux motifs qui lui
font défirer cette alternative. Il fuffit de
lire ce qu'il dit, en parlant des ulcères
fongueux de la matrice & du fondement,
pour être pénétré de la néceffité de varier
ces deux moyens, autant par rapport à l'âge
que par rapport aux tempéramens.(*) Sui-
vons-le un moment dans la cure des plaies.

CELSE prefcrivoit de ne lever le premier

(*) On peut confulter le premier volume de l'hiftoire
de la chirurgie par DUJARDIN, au défaut de l'ouvrage
précieux de l'auteur.

appareil des plaies fraiches que le troifième jour, puis enfuite de les laver avec de l'eau froide pour emporter la fanie. Cet appareil devoit refter en place jufqu'au cinquiéme, & fi la plaie commençoit alors à fe réunir, & que le gonflement ne fut pas conféquent, il vouloit que l'on continuat le même procédé. Mais lorsque par evênement les plaies étoient enflammées, que les lèvres en étoient écartées & féches, il confeilloit l'eau chaude, afin de relâcher, d'amollir, de diffoudre les matières, & de favorifer la fuppuration. Il en recommandoit expreffément l'ufage, jufqu'à ce que le gonflement fut diminué, & que la couleur de la plaie devint plus naturelle. C'eft à cette époque qu'il fubftituoit un emplâtre qui devoit terminer la cure, & l'eau chaude ne fervoit plus dès-lors qu'à emporter la fanie.

On fera probablement furpris que CELSE après avoir mis la plaie en bon état au moyen de l'eau tiéde, l'abandonne tout-à-coup pour recourir à un emplâtre. Il ne faut attribuer ce changement qu'à la confiance qu'il pouvoit avoir en ce topique, lorsque la plaie étoit détergée & difpofée à fe cicatrifer. Mais ce n'eft pas une raifon pour croire qu'en humectant chaque jour la plaie & fes environs, l'eau tiéde perde quelque chofe de fon mérite , & de fon utilité, tant s'en faut. Ces fomentations entretiennent les fibres dans une fouplefle néceflaire pour opérer le dégorgement fuppuratoire des fucs, dont la marche eft toujours rallentie à la circonférence des plaies ; & elles concourrent par-conféquent à en favorifer la cicatrifation.

Les connoiffances fur les vertus particu·liéres de l'eau chaude dans la cure des maladies externes , fe font transmifes d'âge en âge. PARÉ , d'ALÉCHAMP , REULIN &c. en font le plus grande éloge d'après HIPPO-CRATE, CELSE & GALIEN. On trouve partout des témoignages de fon utilité & elle ne les doit qu'à de nombreufes expériences. Il n'y a qu'une voix fur fon efficacité. "Tous lui " reconnoiffent la fublime vertu de réfoudre

„ l'humeur fubtile fuperficielle, de liquéfier
„ & fubtilifer la plus groffe & la plus pro-
„ fonde, afin qu'aifément elle foit réfolue
„ à fon tour, & finalement celle d'apaifer
„ la douleur & de relâcher ce qui eft
„ tendu.„

PARÉ ajoute à ceci une remarque fort intéreffante ; elle confifte à faire mieux fentir
encore les propriétés de l'eau chaude, dans
les cas où elle eft principalement indiquée,
en défignant les tempéramens fur lesquels elle
a des effets plus fenfibles & infiniment plus
prompts. Cette obfervation a effentiellement
rapport aux conftitutions habituellement féches. „Les fomentations d'eau chaude , car
„ c'eft ainfi qu'il s'exprime, rendront la par-
„ tie charnue mieux nourrie , fucculente
& refaite.„ PARÉ n'avoit pas feulement
compris , mais avoit vu que l'eau tiéde
ou chaude emploiée fur des parties féches
ou atrophiées par le defféchement des fibres,
qu'elle qu'en foit l'occafion , les pénètroit
peu - à - peu , les relâchoit , rétabliffoit la

circulation dans les vaiſſeaux où les fluides ne pouvoient percer, faute d'une oſcillation aſſés vigoureuſe & pour cauſe d'une réſiſtance trop forte. PARÉ, ce chirurgien dont la France s'honorera éternellement, & à qui les nations étrangères doivent également le tribut que lui méritent ſes rares & ſavantes connoiſſances, PARÉ, dis-je, après avoir dicté les régles ſelon leſquelles on doit faire uſage de l'eau chaude, preſcrit celles qui apprennent à ne pas en abuſer. Il fait voir que c'eſt en ceſſant ces fomentations dès qu'il y aura une certaine rougeur & élévation ſur la partie, qu'on évitera les maux qui réſulteroient infailliblement d'un relâchement porté trop loin.

V. Quoique nous ayons parlé avantageuſement de l'eau froide dans le traitement des plaies contuſes, même avec déperdition de ſubſtance; c'eſt ici le cas de faire une diſtinction par rapport au ſujet bleſſé. Cette diſtinction a pour objet la variété des tempéramens, attendu que ce ſont eux qui

doivent diriger dans le choix qu'on se propofe de faire entre l'eau froide ou chaude ;
toutes les fois que l'on veut agir méthodiquement. Les propriétés de l'une étant différentes & diamétralement oppofées à celles de
l'autre, on voit naître la néceflité d'en varier
l'ufage felon les circonftances.

J'ai touché affés fenfiblement cet important fujet en parlant de l'abus des fpiritueux
dans le traitement des contufions, à la fin
de la feconde fection de ma differtation fur
l'utilité des évacuans ; & me fuis principalement attaché à diftinguer les cas où ils
étoient plus nuifibles qu'utiles. Quoique
je me fois fort appliqué à faire fentir les
égards que l'on devoit à l'âge & à la conftitution dans la cure de ces maladies , & que
j'aye rapporté quelques exemples qui juftifient cette néceflité ; je le répéte aujourd'hui
avec un nouvel intérêt, parceque je préfume
qu'il faut beaucoup de temps avant de parvenir à défabufer les chirurgiens routinés.

Il feroit à défirer que l'on réfléchit plus
férieufement fur la manière d'agir des fpiri-

tueux, & que l'on ne s'en rapportat pas toujours à des effets qui dépendent plus fouvent de la nature, que des remèdes, & d'après lefquels cependant on juge généralement de leurs propriétés en pareils cas. Avec un peu d'attention à obferver ce qui fe paffe dans la cure de ces tumeurs, on verroit qu'ils font quelque fois plus malfaifans qu'avantageux. La réfolution des fluides arrêtés dans les vaiffeaux contus eft uniquement foumife à l'action de ces vaiffeaux mêmes. Si cette action eft trop forte, que les fibres foient trop tendues, ou qu'aucontraire cette action languiffe & que les fibres foient trop lâches, il eft apperçu que cette réfolution ne pourra pas avoir lieu. Il importe donc néceffairement pour l'obtenir, d'affoiblir l'énergie de ces fibres ou de l'augmenter felon les circonftances. Les inflammations & les dépôts confécutifs qui furviennent dans le traitement de ces maladies, ont certainement des caufes auxquelles l'ufage empirique des remèdes a beaucoup de part.

Lorfque les fibres contufes font plus fé-

ches qu'humides, les topiques relâchans font
préférables aux toniques. Les fortes contufions ne fupportent point le contact habituel
des fpiritueux ; ils ne fervent qu'à concen-
trer les fluides & à entretenir la roideur des
folides. Il n'eft pas douteux qu'étant appliqués fur la circonférence de la contufion,
ils ne puiffent être de quelqu'utilité, fi en
même temps on recouvre tout ce qui eft fortement contus. D'un médicament relâchant
l'eau chaude mérite la préférence fur
l'eau froide dans cette occafion. Les expériences du Baron de HALLER concernant
l'irritabilité doivent jetter un grand jour fur
ces procédés chirurgicaux. Lorsque la chaleur avoit diffipé la partie la plus fluide
du gluten, & que parconféquent l'irritabilité mufculeufe étoit éteinte, il la faifoit revivre fur le champ en humectant la partie
avec de l'eau tiéde. Si ces effets qui font favorables à notre opinion ne fuffifent pas
pour confirmer ce que nous avons dit de la
néceffité de varier les moyens felon les
circonftances , recourons à l'obfervation,

c'eſt mettre l'exemple d'après la régle.

Deux jours après l'entrée du ſoldat d'Al-ſace à l'hôpital, ſoldat duquel on a fait l'hiſtoire dans la ſection précédente au ſujet d'un coup de couteau ſur le dos de la main, qui a été habituellement panſé à l'eau froide; il ſe préſenta un caporal du régiment de Foix, nommé Gaudin, compagnie de la Richardière, bleſſé d'un coup de pointe de ſabre qui traverſoit l'épaule dans l'épaiſſeur du deltoïde. Cet homme étoit d'une complexion ſéche & avoit la fibre très-irritable.

La tuméfaction exceſſive qui ſurvint à l'épaule, l'inſtant d'après cette bleſſure, indiquoit un épanchement dans le trajet qu'avoit parcouru le ſabre. Le moyen d'évacuer ce ſang étoit d'agrandir la plaie poſtérieure dont l'étroiteſſe lui fermoit l'iſſue. Cela fait, je fis fomenter la tumeur avec l'eau chaude, & le lendemain elle fut diminuée de plus de moitié. Le ſang s'étoit librement écoulé ſous le dégré de chaleur douce que les fomentations entretenoient. Le trajet ſe conſolida peu-à-peu, à la faveur d'une

légère

légère fuppuration , & les deux plaies ne tardérent pas à fe cicatrifer. Cette cure ne fut point traverfée , & le malade reprit fes exercices militaires le vingt - quatre mars fuivant.

Le 20 avril enfuite, deux fufiliers du ré- giment d'Heffe-Darmftadt , entrérent à l'hô- pital, bleffés de coups de verges, pour caufe de défertion. L'un âgé de vingt-deux ans, étoit d'un tempérament humide , & avoit la fibre très - lâche. L'autre parcourant fa trente-huitieme année , étoit au contraire d'une conftitution robufte, bilieufe & féche.

Le prèmier, Jean H*** fut panfé conftam- ment avec l'eau froide & parfaitement gué- ri le neuviéme jour, quoique les tégumens euffent été déchirés affés profondément en plufieurs endroits.

Le fecond, Chriftophe A*** fut fomenté avec l'eau chaude. Malgré qu'il eut été plus maltraité que le premier, il fut néan- moins entiérement guéri le dixiéme jour.

VI. Il eft un autre genre de plaies récentes ordinairement accompagnées de contufions, dans le traitement defquelles l'eau chaude n'excelle pas moins. Il s'agit des plaies d'armes à feu où la meurtriffure précéde & accompagne toujours la folution de continuité des parties qui ont effuyé l'effort du choc. C'eft pour me rapprocher de l'utilité de ce topique, relativement à ces fortes de plaies, que je rappelle ici la difcuffion intéreffante qui s'éleva à ce fujet en 1577, entre DAUGARON & MARTEL, chirurgiens ordinaires d'HENRI III. DAUGARON révoquoit en doute l'efficacité de l'eau appliquée à froid, dans les cas où l'on la difoit indiquée, tandis que MARTEL concluoit pour l'affirmative. L'hiftoire de cette difcuffion porte que le chancellier JOUBERT fut choifi pour médiateur. Sa décifion fut en faveur de l'eau froide, de laquelle il n'héfita pas d'étendre les propriétés jufques fur les plaies d'arquebufades ; & il ouvre fon fentiment par ces paroles. *«Pour dire ce qui m'en « femble . on peut guérir parfaitement l'arque- « bufade . & autres plaies telles que deffus. avec « de l'eau fimple . & il n'y auroit ni enchan-*

„ *tement ni miracle, ainsi que la plupart des*
„ *idiots se le font persuadés* (*).

On ne peut dissimuler cependant que la
théorie des plaies d'armes à feu répugne à
l'usage de l'eau froide. La contraction spasmodique à laquelle les parties blessées sont
exposées immédiatement après le coup reçu, en conséquence de l'ébranlement qu'elles
ont éprouvées ; la stupeur où tombent subitement les nerfs, à raison de la suspen-
sion du fluide nerveux ; la convulsion qui
a lieu par rapport à l'irrégularité de son cours ;
la roideur des solides occasionnée par l'engorgement inévitable qui succéde au déchirement d'un certain nombre de vaisseaux

---

(*) On peut voir les détails satisfaisans dans lesquels
chacun d'eux est entré, à la fin du livre des plaies
d'arquebusades de LAURENT JOUBERT, pag. 326, &
suivantes.

La poudre de sympathie dont quelqu'uns accompagnent
ce procédé est donc évidemment inutile, puisqu'il est
prouvé que l'eau opére de merveilleux effets sans son
secours. Nous aimons à croire que les personnes jalou-
ses de défendre les droits de l'art de guérir, contribue-
ront à étouffer ce préjugé insidieux qui le déshonore.

cautérifés, font autant de raifons ce me femble, pour rejeter l'eau froide. Quoique pénêtré d'un profond refpect pour la décifion d'un auffi grand maitre que JOUBERT, je ne puis m'empêcher de dire que, fes conclufions en faveur de l'eau froide dans le traitement des plaies d'arquebufades, font malheureufement dénuées de preuves qui puiffent juftifier la folidité de fon opinion. Je dis même plus, il eft très-difficile d'affeoir une décifion fur un objet de cette efpèce, fans avoir auparavant confulté la nature & l'avoir fuivie dans fes opérations. Les lumiéres de la raifon peuvent éclairer feules en pareilles circonftances, au défaut de l'expérience. Si la propriété de l'eau froide eft de refferrer les fibres & de les défendre de la fluxion humorale, (pour me fervir des propres expreffions de JOUBERT) cette propriété admife comme inconteftable, prévient naturellement contre l'eau froide; puifqu'il eft évidemment indiqué dans ces fortes de plaies, de faire ufage des moyens qui déterminent les fibres à fe relâcher.

Que pourroit-il réfulter de favorable, des fomentations d'eau froide fur des fibres contraintes, crifpées & tendues, dans l'enfemble defquelles la circulation eft, pour ainfi dire, fuspendue par un violent éréthifme, & où le cours du fluide nerveux eft entiérement bouleverfé & interrompu?

La fuppuration étant manifeftement le fignal de la détente, & ne devant attendre que d'elle la ceffation des accidens; n'eft-il pas plus raifonnable & plus naturel de préférer les topiques qui peuvent l'accélérer, en favorifant le relâchement des vaiffeaux, d'où elle tire fa fource? l'eau froide, encore une fois, peut-elle l'exciter en pareil cas, & infpirer la même confiance que l'eau tiéde? envain vanteroit-on ici la faculté qu'à l'eau froide de tempérer la chaleur & de prévenir les engorgemens inflammatoires ; il eft indubitable qu'alors, elle provoqueroit l'accumulation des liqueurs dans les vaiffeaux rompus & adjacens, & que par une fuite néceffaire la fuppuration feroit plus tardive & plus rare. C'eft pourquoi

je ne m'en fuis jamais fervi dans cette circonftance; j'aurois crains qu'elle n'eut produit les mêmes effets que les fpiritueux
auxquels on eft fondé en raifons, à attribuer
la plupart des accidens qui furviennent après
ces fortes de bleffures (*).

Entrainé enfin par une opinion contraire
à donner la préférence aux relâchans, de
l'efficacité defquels j'étois convaincu depuis
longtemps par ma propre expérience, j'ai
confidemment eu recours à l'eau tiéde.
L'evênement malheureux, arrivé le deux &

(*) Je ne fais pas trop fi les inflammations cuifantes,
les dépôts fi familiers à la fuite des plaies d'armes à
feu, les convulfions &c. ne font pas quelquefois excités par
les panfemens peu méthodiques. Le choix des remédes
n'eft rien moins qu'indifférent dans la cure des plaies les
plus fimples; c'eft au moins ce que l'obfervation nous a
fait voir jufqu'ici. Le grand talent du chirurgien confifte
à feconder les vues de la nature. L'expérience, & un
favoir dirigé par la connoiffance des tempéramens, apprennent à éviter les accidens que l'on eft affés dans
l'ufage d'imputer à certains vices particuliérs, dont l'on
fuppofe toujours les humeurs impregnées, quoique rien
ne foit moins pofitif que cette forte d'impureté.

le quatre juin dernier à sept canoniers du régiment de Metz, en faisant l'épreuve de plusieurs pièces de canons d'une composition nouvelle, a été un surcroit d'occasions à me confirmer dans mes principes.

Tous ont été apportés à l'hôpital immédiatement après leur accident, ayant les mains & l'avant bras brulés, contus, déchirés & fracturés en plusieurs endroits. Un d'entr'eux, Remillion, a eu la main gauche & une partie de l'avant bras emportés, le cubitus & le radius brisés & fendus dans une partie de leur longueur & avec esquille, & les chairs en lambeaux. Eh bien! pas un n'a éprouvé le moindre engorgement inflammatoire qui ait pu faire naître un soupçon d'inquiétude!

Une douce humidité couvroit déja les plaies le second jour, & le troisième la suppuration étoit aussi abondante qu'elle pouvoit l'être.

Quoique le déchirement de la peau, des tissus membraneux & aponévrotiques fut considérable; il ne m'est pas venu dans l'idée d'inciser ni de scarifier ces plaies de droite

& de gauche comme le prefcrivent quelques auteurs qui ont donné des préceptes fur le traitement de ces maladies. Ces incifions, ces fcarifications auxquelles ils attachent tant de confiance, font très-utiles quand elles font faites à propos. Mais font-elles toujours néceffaires, & doit-on fcarifier toutes les plaies d'armes à feu fur le champ, afin d'éviter les accidens qu'elles font fufceptibles d'occafionner ? j'en doute, je le dis ouvertement.

Telle fcarification faite quelquefois à deffein de prévenir un étranglement facheux, peut-elle même en être la caufe, lorfqu'on a négligé de remonter à la fource du mal qui y donne occafion. C'eft moins l'effet que cette caufe, qu'il eft effentiel d'attaquer alors. En modérant le jeu des vaiffeaux, & les défendant contre l'affluence des liqueurs, par l'ufage des remédes convenables ; il eft rare qu'on foit obligé d'avoir recours aux fcarifications & aux incifions. quoiqu'il en foit, je n'employai ici que l'eau chaude ; elle fut le feul & unique re-

méde dont je me fois fervi jufqu'à l'époque
où la fuppuration fut parfaitement établie.
Il eft vrai que, le tiffu cellulaire devenu néceffairement plus foible & plus lâche, j'y
fubftituai les fomentations d'eau froide , &
que je ne recouvris plus les plaies qu'avec la
charpie féche.

Cette conduite affés conforme à la doctrine
de CELSE dans le traitement des plaies
fimples, compofées ou compliquées, mais
récentes , a eu le plus heureux fuccés.
Puiffe ce procédé fi fimple pouvoir fixer
un jour l'attention des maîtres de l'art, &
les exciter à en faire l'expérience de nouveau !
avec les confidérations particuliéres qu'exige
néceffairement la préférence que l'on peut
accorder à ce reméde dans la circonftance ;
peut-être prendroit-il faveur , & pourroit-il
fuppléer à ces topiques dont l'on vante les
vertus dans la cure de l'éryfipéle ; topiques
auxquels l'habitude plus que le raifonnement foumet fervilement quelques chirurgiens ? je n'en veux d'autre preuve que l'in-
conftance des effets qui en réfultent.

S 5

VII. La feule chofe à confidérer dans le traitement de l'éryfipéle , eſt la néceſſité de relâcher les vaiſſeaux de la peau à mefure que les fluides y abondent; car je doute fort de la réfolution de la matière morbifique , ainfi que des bons effets qui peuvent en réfulter, fi on n'a d'autre intention que celle de refouler l'humeur. La douleur & la chaleur, fuite indifpenfable de l'engorgement, dépendent autant de la réfiſtance des vaiſſeaux que de l'affluence des liqueurs qui y font chaffées avec trop de force. Or , fi l'on parvient à relâcher les folides, & que d'un autre côté on réuſſiſſe à modérer l'activité des fluides ; il eſt certain que le fentiment de douleur fera moins vif, que la réfolution pourra avoir lieu , ou qu'enfin la fuppuration fera moins abondante & moins tardive. La foupleſſe dans laquelle la conſtante application de l'eau tiéde entretient la peau, infpire du moins cet efpoir furtout par rapport à l'éryfipéle. Les pores cutanés plus ouverts & par cette raifon plus libres , favorifent & l'effet du topique & la réfolution de l'humeur. C'eft par - là que les globules d'eau pénétrant les folides, & fe mélangeant avec les liqueurs , en modérent l'acrimonie & en appaifent l'effervefcence (*).

VIII. Eft-il rien de plus falutaire auffi, que les fomentations d'eau chaude dans le traite-ment des plaies & des ulcères fecs & en-flammés ? connoit-on un topique plus pro-pre à s'infinuer à travers les fibres charnues découvertes, à détremper les molécules épaiffies des fluides qui les étranglent, & à dérider leur extrémité qui vient abou-tir à la plaie ? c'eft en conféquence des ef-fets qui réfultent de fon application foute-nue, que l'ofcillation des vaiffeaux engorgés devient plus douce , & que les humeurs

---

(*) L'immerfion dans l'eau bouillante de l'extrémité d'un doigt menacé d'inflammation par une douleur vive & profonde , a fuffi plufieurs fois pour prévenir un engorge-ment plus confidérable , & éluder la maladie aux coups de laquelle il étoit expofé. Il ne faut pas confondre cet effet avec celui de l'eau tiéde ou chaude. L'eau bouil-lante agit alors comme l'eau glacée ou la glace.

liquefiées trouvant moyen de s'échapper par la bouche des tuyaux rompus, se vident dans le réfervoir commun ; & delà fuit le calme.

Enfin les plaies & les ulcères habituellement douloureux, (fentiment que l'application des onguents & des emplâtres ne peut qu'accroître) & des quels une matière féreufe & brûlante, exprimée de tous les points de l'ulcération, récule journellement les bornes de la cure, peuvent-ils être plus convenablement & plus utilement traités qu'avec l'eau chaude? Elle diffipe infenfiblement la douleur dont l'exiftence écarte toujours la cicatrice (*). Les fucs ichoreux prennent fucceffivement un caractére louable, les chairs fe colorent, & les rudimens de la cicatrice ne tardent pas à paroître.

Les épulotiques ou onctueux les plus anodins & les plus vantés n'ont aucun mérite,

---

(*) Et fi in eo fuerit dolor, impedict conglutinationem, Rhasès de ulceribus.

& ne font d'aucune utilité dans la cure de
ces fortes d'ulcères. Ils ne cèdent jamais
qu'à l'ufage des topiques relâchans, & la
preuve m'eft acquife que l'eau froide a tenu
lieu de tous autres remédes. Il feroit fuperflu d'en groffir cette differtation, parcequ'il eft problablement peu de chirurgiens
qui n'en aient fait l'experience. Celui qui
apperçoit au premier coup d'oeil, que la
caufe du retard dans la cicatrifation de l'ulcère dépend de la féchereffe de la fibre, eft
vraiment inftruit. Il eft difficile qu'avec de
pareilles lumieres il ne porte pas promptement & efficacement le reméde au mal.
Mais le reméde qui fe trouve le plus facilement fous la main, & le non moins falutaire de tous, eft à mon avis l'eau tiéde.
j'ai vû ce topique fi fimple, dirigé avec
attention, rappeller dans très-peu de temps,
la fuppuration dans des plaies qu'une inflammation locale fubite avoit fait difparoître. Le cas étoit preffant: on fait à quels
dangers le reflux de matiére purulente peut
expofer un malade ; mais eft-on toujours

aſſés en garde contre cet evênement , dont les cauſes ſont ſi multipliées ?

IX. Les motifs qui ont fait adopter l'eau tiéde dans la cure des plaies & des ulcères les plus profonds , n'ont pas exceptés de cette claſſe ceux qui laiſſoient voir à nud des tendons , des membranes , des ligamens , des nerfs & même des os , ou qui recéloient certaines complications , contre lesquelles on ſe croiroit peut - être autoriſé à employer des médicamens d'un genre bien différent. Si je dis que PECCETIUS a eu raiſon de croire aux effets fâcheux que devoient produire les onctueux & les emplaſtiques ſur les nerfs, & qu'il préféroit d'y appliquer les huiles chaudes & bouillantes ; prouverai-je autre choſe , ſi non qu'il ne voyoit rien de plus ſûr pour appaiſer la douleur , que d'en détruire le ſentiment par des remédes extrêmement ſubtiles & violens ? Ce procédé a pris faveur & partout où l'on n'a pu parvenir à faire la ſection du nerf, on la cautériſé. L'uſage aſſés conſtant que l'on a fait autrefois des huileux par préférence , pour

remplir cette tâche, a fait dire que l'huile étoit l'amie des nerfs, & on l'a cru. C'est d'après cette fauffe croyance qu'on a regardé l'eau chaude comme un reméde auffi pernicieux que les onguens & les emplâtres, dans les plaies de ces parties dont la délicateffe est extrême, fous prétexte que l'humidité & la chaleur leur étoient contraires. C'est vraiment le fens de l'expreffion de TAGAULT en parlant de l'eau chaude : voici fes propres paroles. «Car combien qu'elle foit fort
» utile & idoine aux autres inflammations
» parcequ'elle les appaife fort, elle est tou-
» te fois contraire aux nerfs, car telle pour-
» riture provient & s'engendre en telles
» plaies, des chofes humectantes & échauf-
» fantes» (*).

Si la plaie est plus humide qu'elle ne doit l'être, & les fucs parconféquent trop aqueux; fi les chairs font flafques & molaffes ; il n'est pas furprenant alors que l'eau

---

(*) Inftitut de Chirurg. Liv. 2. pag. 569.

tiéde ne contribue à les rendre plus mauvaifes, n'y détermine la pourriture, ou ne l'accélére peut-être. Il eft bien peu de perfonnes qui ne fachent que l'humidité & la chaleur, font les précurfeurs de la gangrène furtout dans les plaies. Mais fi cette pourriture a effectivement lieu en cas pareil; pourquoi les nerfs qui font partie de l'enfemble deftiné à perdre la vie, en feroient - ils exempts? s'en fuit-il delà que l'application fage & méthodique de l'eau chaude foit un reméde contraire aux nerfs? entre l'ufage & l'abus, la ligne de féparation eft grande. De quelle manière faudroit-il s'y prendre enfin, pour perfuader que plus ces parties, fi délicates & fi fenfibles, font douloureufement affectées ; moins elles fupportent le contact des remédes doux?

Il eft donc poffible que l'application immédiate de l'eau tiéde fur les nerfs, foit plus propre à en calmer la douleur qu'à l'aigrir. Mon expérience me rend un peu crédule fur ce point, quoiqu'en difent TA-GAULT & fes fectateurs. Cette vérité me

paroît

paroît inconteftable, à moins qu'on ne fe
plaife à changer l'idée fous laquelle on préfente cet objet. Il refte à favoir actuellement pourquoi l'application de l'eau tiéde
fur les os dénudés, furtout lorfque les bords
de la plaie font dans un état de fouffrance
& d'engorgement, pourroit laiffer des craintes fur fon ufage, comme on le dit.

Bien loin que ce topique contrarie la nature dans fes projets d'exfoliation, je ne
doute point qu'il ne puiffe la fervir utilement. Ses propriétés ne démentent point
cette opinion. Les principaux effets de
l'eau tiéde confiftent à relâcher les fibres qui
adhérent aux os, à modérer le jeu ofcillatoire des vaiffeaux qui ont un commerce
établi avec eux, & à prévenir conféquem-
ment l'excès du mal dont ils font menacés.
Une longue fuite d'évênemens prouve pour
ces faits, & pas un ne dépofe contre l'ufage
utile qu'on peut faire de l'eau tiéde, dans
pareilles circonftances.

Si l'exfoliation eft un accident à éviter

T

dans les plaies des parties dures, & qu'il y ait un reméde capable de la prévenir en certains cas, je ne doute point que l'eau tiéde n'y parvienne, puifqu'elle les défend & les garantit de la féchereffe à laquelle il eft impoffible que l'exfoliation puiffe échapper. A fuppofer que cette l'exfoliation foit inévitable & que le procédé dont la nature fe fert pour féparer la partie morte d'avec la faine foit trop lent, à raifon de l'excès de defféchement des fibres, il n'eft pas un topique plus favorable à la circonftance que l'eau tiéde ; d'autant plus que cette exfoliation n'eft dûe qu'au prolongement des vaiffeaux fains qui foulevent & déplaçent la portion defféchée. De quelle utilité peuvent être les fpiritueux fi fort en ufage autrefois, & desquels on abufe encore de temps en temps aujourd'hui, à deffein d'accélérer cette opération qui attend plus de la nature que de l'art ? Eft-ce fur des parties inanimées que l'on doit porter le reméde ? Quel rapport & quelle influence ont ces parties, fur ce qui fe paffe parmi celles qui font vi-

vantes? Tout commerce n'eſt-il pas interrompu entre-elles?

Ceux qui ont obſervé de plus près les
mouvemens de la nature dans l'exfoliation,(*)
rejettent toute eſpéce de remédes à qui
l'on ſuppoſe des propriétés capables de la
hâter, parcequ'ils en reconnoiſſent la futi-
lité & même l'inutilité. Le raiſonnement
duquel ils appuyent leur opinion, eſt ſi
conforme aux loix de la nature, que l'on
ne peut y contredire ſans faire tort aux lumiéres de la raiſon.

Les motifs qui paroiſſent mériter une préférence entiére à l'eau tiéde dans le cas préſent, n'excluent cependant pas généralement
l'uſage des remédes d'un genre & d'une
vertu différente, ſur les environs de la plaie
ou de l'ulcére qui ne peut guérir ſans une
exfoliation oſſeuſe. Toutes les fois que les
chairs ſont molaſſes, fongueuſes & ſaignan-

(*) Voyés les mémoires de l'académie des ſciences dans
lesquels ſont conſignées les expériences de Mr. Tenon
ſur l'exfoliation.

tes, elles annoncent un défaut d'énergie dans les vaiffeaux intéreffés à ce que cette exfoliation fe faffe promptement. La matiére féreufe qu'ils dégorgent, le dénote affés. Des indications fi fimples & fi naturelles doivent faire fentir le befoin de ranimer l'action des folides, & de leur imprimer une force énergique fuffifante pour furmonter l'obftacle contre lequel ils ont à lutter. Le régime, les médicamens internes, les topiques &c. fourniffent les uns & les autres des moyens dont l'on peut tirer avantage dans la circonftance.

On voit par cette courte digreffion que, fi j'ai fait l'éloge de l'eau tiéde, dans la généralité des cas relatifs à l'exfoliation, je ne diffimule pas qu'elle peut être inutile & même contraire dans certains d'entre-eux. J'obferve feulement que l'ufage auquel on la deftine ne fauroit être manifeftement nuifible, à moins que fon application ne foit dirigée par une main parfaitement ignorante. Effayons cependant de confirmer, s'il eft poffible, l'utilité de fes effets, par des comparaifons prifes dans les maladies qui affeſtent directement la fubftance des os. Citons les caries féches avec vermoulure pour exemple. Je n'en appelle ici qu'à l'obſervation ; tous raiſonnemens ne pouvant détruire les expériences faites à ce fujet. Elles prouvent évidemment, ces expériences, qu'un os dans cet état de carie abſorbe les parties aqueuſes & les détermine à paſſer fucceſſivement de la furface au centre. Que l'on les répéte de cette manière, que l'on laiſſe tomber quelques gouttes d'eau fur un os deſſéché, dépourvû de fa lame compacte ou percé de pluſieurs petits trous ; pour rendre la chofe plus fenſible encore, que l'on prenne un os qui aura fubi l'action du feu affés long-temps, pour en avoir détruit toute l'huile médullaire ; on verra que l'eau pénétrera peu-à-peu fa fubftance & la traverfera de part en part. Que l'on compare actuellement cet os avec celui que nous fuppofons affecté d'une maladie qui aura à peu-près produit les mêmes effets, comme le pédarthrocace ou le

T 3

fpina ventofa ; l'eau chaude dont nous parlons , ne le pénétrera-t-elle pas également ; ne concourrera-t-elle pas à adoucir la matière acrimonieufe cauftique qui a caufé locale- ment la défunion de fes parties intégrantes ; ne relâchera-t-elle pas la texture des petits vaif- feaux offeux fufceptibles de développement, mais que la chaleur & le defféchement in- térieur contraignoient & refferroient ; ne provoquera-t-elle pas , fi cela peut fe dire , cette efpéce de végétation qui doit contri- buer à l'expulfion de la portion offeufe mor- te, & ne contribuera-t-elle pas enfin, par une fuite naturelle de tous ces effets réunis, à jet- ter les fondemens d'une guérifon folide ?

X. Il y auroit de l'extravagance à vouloir rendre univerfelles les propriétés d'un remé- de, tandis qu'elles ne font que relatives ; je le fens bien. Auffi l'eau tiéde n'eft - elle pas applicable dans toutes les caries , à beau- coup près. A force de s'obftiner à mul- tiplier les vertus d'un moyen quelconque, il perd tout fon mérite , & finit par in- fpirer de la défiance. J'ofe répéter cette vérité d'après tous ceux qui fe font permis un inftant de réflexion fur les merveilles que l'on eft dans l'habitude d'attribuer à tout ce qui paroît nouveau. Il n'y a guére que les empyriques qui croyent à l'univerfalité.

Les vices étrangers qui s'allient aux humeurs ne produifent pas toujours les mêmes effets chés tous les individus. Outre que les conftitutions font différentes ; la manière de vivre y met encore une certaine variété qui imprime un caractére tout particulier aux humeurs. Cette variété fe manifefte dans la nature des fymptômes ; les accidens font diverfifiés & tout annonce par la même raifon que l'on doit diverfifier les remédes. Tel chancre vénérien, par exemple, guérit très-aifement, en le panfant habituellement avec l'eau tiéde, chés certains fujets ; tandis que le même mal dans une conftitution oppofée ne céde qu'à l'ufage des contraires. Souvent même ils demandent des remédes très-actifs, toutes chofes égales d'ailleurs.

On a pû guérir plufieurs ulcéres féro-

phuleux avec l'eau froide. Je n'ai pas à me glo-
rifier de femblables fuccès, quoique je l'euffe
effayé. Mais je puis compter au nombre des cures que j'ai faites en ce genre, beaucoup d'ulcérations anciennes , fortement foupçonnées
de complication fcrophuleufe , guéries par
une addition de fel marin dans l'eau tiéde,
ou de quelques gouttes d'eau de vie, avec
laquelle je les panfois habituellement. On
voudra bien croire que je n'ai pas l'intention d'infpirer une confiance aveugle en ce
topique, puifque je protefte contre , toutes
les fois qu'il ne fera pas aidé par l'ufage des
remédes internes applicables à la variété des
cas, convaincu que je fuis qu'ils doivent toujours faire le fonds du traitement. Ce topique
n'eft pas non plus généralement falutaire ; car
s'il m'a fervi utilement quelquefois, il eft des
circonftances où fans être réellement malfaifant, il a fait preuve d'infuffifance ; & rien
n'eft moins rare que ces circonftances.

XI. Les ulcères tout-à-fait indolens m'ont
toujours paru répugner à l'eau tiéde : auffi
ne m'eft-il jamais arrivé de l'employer en pa-

reilles occurrences. J'en ai cependant fait un usage assés satisfaisant dans la cure de ceux dont les bords étoient élevés & endurcis ; mais sitôt qu'ils étoient ramollis , je ne le pansois plus qu'avec la charpie séche. Je substituois bien vîte alors les fomentations d'eau froide sur la partie malade, à l'eau tiéde dont je recouvrois précedemment & immédiatement l'ulcére.

XII. La classe des tumeurs formées par congestion m'a procuré de pareils phénoménes. Celles de ces tumeurs qui naissent avec un caractére de dureté & accompagnées d'une douleur obscure, sourde ou obtuse, se dissipent assés ordinairement par l'usage soutenu des fomentations d'eau chaude. Mais il faut avoir l'attention pendant la durée de l'application de ce topique , de rétablir & d'entretenir le libre cours des émonctoires connus pour avoir contribué à la maladie :. faute de ce soin, l'humeur délayée peut fort bien fermenter & se transformer en pus, ou être repompée & se réproduire ailleurs sous la même forme, ou sous celle de gâles, de

T 5

de dartres &c. Les purgatifs fondants dirigés avec méthode & circonfpection font les remédes internes les plus efficaces pour prévenir ces accidens. Ils excitent les folides à fe débarraffer de la matiére impure qui les opprime, & la portent ou l'entraînent fur la voie des felles.

XIII. Si j'avois à combattre ces fortes de tumeurs que l'on dit être effentiellement formées par l'air, je ne croirois pas employer un reméde plus falutaire que l'eau chaude pour les diffiper. Il eft vrai que je l'appliquerois à quelques dégrés de chaleur audeffus de la tiéde, que j'ai toujours pris pour fynonime avec elle dans le cours de ce précis, quoique je fache bien qu'il n'eft pas parfait.

Ces maladies, au refte, font fi rares que je n'ai point encore trouvé l'occafion de faire ufage de ce reméde. Je m'y déciderois d'autant plus volontiers cependant, que les topiques chauds fous forme féche ou humide, appliqués fur la capacité du bas ventre, réuffiffent affés conftamment contre les douleurs de coliques caufées par les vents, qu'ils les raréfient , les divifent & les chaffent. Le régime défficatif & chaud, les remédes ftimulants recommandés dans la cure de ces tumeurs par plufieurs praticiens célébres, du nombre desquels je ne cite qu'AQUAPENDENTE, ne doivent pas être toujours employés indiftinctement. Il faut avoir une parfaite connoiffance de la fource de ces maladies , pour les traiter avec fuccés.

XIV. Je n'aurois pas la même confiance à l'eau tiéde dans la cure des tumeurs qui affectent directement le fyftéme des glandes. Elle eft plus capable, felon moi, d'aggraver la maladie que de la guérir; à moins que la tuméfaction de ces organes ne foit accompagnée d'une inflammation plus ou moins vive. Cet évênement n'eft pas commun ; & dans le cas où il auroit lieu , le terme de la maladie eft toujours plus court. Dans quelle occafion que ce foit, il feroit ridicule d'en étendre l'ufage au delà des bornes, & la durée de l'inflammation doit fervir de régle.

Les vaiffeaux conftitutifs des glandes étant inévitablement affoiblis par l'engorgement dont ils ont été travaillés, il feroit à craindre qu'une application foutenue de ce reméde ne donnat plus d'extenfion à la maladie. J'ignore encore fi ces craintes feroient fondées; mais tout m'engage à le croire.

Rien au monde ne m'a moins difpofé en faveur de l'eau tiéde dans les affections morbifiques des glandes, que les mauvais effets des cataplafmes ou des fomentations emollientes fur les fluxions vénériennes des tefticules. Quoique ce genre de maladie varie, c'eft-à-dire, quoique cette tuméfaction ne foit pas toujours inflammatoire, ni douloureufe à un point égal ; le reméde eft toujours le même entre les mains des chirurgiens routinés. J'ai fouvent obfervé cependant que ces topiques; defquels on loue affés habituellement les vertus, n'étoient tout au plus propres que dans le principe de ces maladies ; qu'ils avoient bien en effet la propriété de calmer par fois la douleur; mais que ce n'étoit jamais qu'aux dépens de l'accroiffement de la tumeur. Ce n'eft pas ici l'inftant d'en chercher la caufe ni d'en demander la raifon ; contentons nous feulement de méditer fur ces réfultats.

Lorfque les douleurs font appaifées & que le tefticule a perdu une partie du volume qu'il avoit acquis pendant le rigoureux travail de l'inflammation ; il convient de changer la méthode fur le champ, & de fe replier fur les émolliens. La dureté & l'indolence de la tumeur rendent alors ces remédes utiles. C'eft précifément ici le cas où l'eau tiéde ou chaude peut être employée avec fuccès. Ce topique n'eft du tout point fufceptible des mêmes inconvéniens que les cataplasmes , dont le poids fatiguant excite toujours de la douleur, quelque précaution que l'on prenne. Ces inconvéniens ne peuvent jamais être mieux fentis que par les chirurgiens excercés au traitement de ces maladies. (*) Les fomentations d'eau chaude,

---

(*) Ce n'eft en effet qu'aux yeux de perfonnes de l'art qui traitent habituellement ces maladies , que ces reflexions paroîtront naturelles. Je me propofe au refte de m'expliquer plus au long fur cet objet. dans un travail particulier relatif à la chirurgie médicale des affections vénériennes externes.

les bains locaux & les préparations fondan-
tes & purgatives placées à propos, diffipent
affés promptement les reftes de cette tumeur;
non fi parfaitement cependant, qu'il n'en
refte fouvent quelques veftiges inféparables
de la ftructure des parties qui ont fouffert.

XV. Cette courte digreffion doit fuffire pour
faire connoître les circonftances où l'eau
chaude peut-être employée utilement dans
les affections glanduleufes. Rappellons ici
l'importance des médicamens relâchans dans
le traitement des tumeurs qui attaquent
principalement le corps des mufcles & les
parties dures. L'eau tiéde eft fans contredit l'emollient le plus falutaire que l'on
puiffe appliquer en pareille occafion ; ne
fut-elle regardée que comme un reméde pré-
parant ou prédifpofant.

Quand bien les principes de l'art ne di-
roient point qu'il eft indifpenfable de commencer la cure de ces maladies par l'ufage
des topiques relâchans ; le raifonnement feul
éclaire fur la conduite que l'on doit tenir.
Lorfque la réfolution de la matière humo-

rale n'a pu fe faire , (après une inflammation plus ou moins grande) par les moyens
connus ; les fluides s'épaiffiffent à un
point confidérable, & les vaiffeaux dans les-
quel ils font entaffés ne confervent que très-
peu de chaleur & n'ont prefque plus d'action.
Il eft indiqué alors, de décantonner ces fluides. La chirurgie prefcrit en conféquence
de les y difpofer par les cataplasmes préparés
avec la pulpe , la poudre ou la farine des
plantes émollientes cuites dans l'eau. Mais
les circonftances qui déterminent à l'application de ces topiques font connoître en
même temps, que ceux d'entr - eux, qui
auroient plus de facilité à pénétrer ces amas
d'humeurs & à les détremper, feront inconteftablement les plus falutaires & les plus
efficaces. Or, l'eau tiéde dont les parties
font d'une divifibilité infinie paroît être fupérieure à tous , & elle remplira d'autant
mieux cette indication qu'on l'employera fous
la forme de vapeurs.

L'on ne peut articuler pofitivement fur
le terme où il convient d'en ceffer l'ufage,

pour recourir à des remédes d'une claſſe différente & d'une nature plus énergique. C'eſt
au chirurgien à juger de l'inſtant où les ſolides ont recouvré aſſés de liberté pour at-
ténuer entiérement le reſte de l'humeur &
le rendre à la circulation. La diminution
ſenſible de la tumeur & ſa molleſſe com-
parées à la dureté qui en faiſoit un des
principaux caractéres, ſont les indicans les
plus ſurs. Quoique ces ſignes ſoient en
faveur d'une cure prochaine, il peut y avoir
des cauſes ſecrétes qui captivent l'humeur,
de manière que venant à rentrer dans la
maſſe, elle puiſſe devenir une nouvelle occaſion à la maladie : c'eſt une vérité connue,
& dont la réaliſation a été ſouvent fatale à
pluſieurs malades, faute d'avoir conſulté la
nature & ſuivi les indications qu'elle pré-
ſente.

J'ai été témoin de pluſieurs congeſtions
humorales qui ont été diſſipées completement par l'uſage ſeul de l'eau tiéde. Si je
cite l'hiſtoire ſuivante de préférence à beaucoup d'autres non moins intéreſſantes, dont

j'évij'éviterai néanmoins de groffir ce précis , c'eft parceque le malade qui en fait le fujet m'intéreffe particuliérement.

Mon fils, d'une conftitution frêle, & par-courant fa douziéme année, fut faifi tout-à-coup d'une douleur vive à l'attache fixe du mufcle long péronier, douleur à laquelle fuccéda dans l'inftant une tumeur du vo-lume d'un œuf. La couleur de la peau n'étoit point altérée; mais mes inquiétudes n'en étoient que plus grandes. Je vis dans les cataplasmes émolliens une reffource af-furée, j'en fis ufage; leur effet ne répon-dant cependant pas à mes intentions auffi parfaitement que je l'aurois défiré; je préfé-rai les bains & les fomentations d'eau tiéde. Le malade prenoit foin lui-même d'en im-biber l'appareil fitôt qu'il s'apperçevoit du befoin d'y porter de l'humidité. Il eft fur-prenant avec quelle efficacité ce petit moyen opéra. La tumeur fe ramollit peu-à-peu & s'affaiffa; & dans huit jours elle fut totale-ment diffipée. Je ne prétends point paffer fous filence les remédes internes fondants &

U

dépuratifs dont il n'a ceffé de faire ufage ; & fi j'ai l'air d'applaudir aux effets de l'eau chaude, ce n'eft certainement pas aux dépens des autres topiques de la même claffe, dont je refpecte finguliérement les vertus en pareilles occafions.

XVI. Quelle que foit la caufe déterminante de ces fortes de tumeurs, de celles qui naiffent fur les os, & même dans leur propre fubftance; qu'elles foient douloureufes ou indolentes; les bains, les fomentations, les douches d'eau chaude réuffiffent toujours très-bien. Les particules aqueufes les plus divifées pénétrent le tiffu des fibres, fe mélangent avec les matiéres humorales épaiffies, les divifent, les difperfent & les difpofent à être combattues avec fuccès, principalement fi la maladie de l'os tient à un vice fyphilitique. On peut auffi foutenir utilement l'ufage extérieur de l'eau tiéde, tandis qu'intérieurement on attaquera le mal au moyen des remédes ordinaires. J'ai vu d'excellens effets de ces fimples fomentations fur ces tumeurs, quoique douloureufes & très-anciennes, effets que l'on ne pouvoit pas attribuer aux remédes internes , puifqu'on n'en avoit point encore employés. La diminution fucceffive des douleurs , leur ceffation , eft d'un heureux préfage. J'ai obfervé que ce calme parfait étoit prefque toujours fuivi de la réfolution de la matiére humorale.

XVII. Ce n'eft pas à dire que l'eau tiéde ait une vertu décidée pour détruire les différens vices dont les fluides font impregnés ; pas du tout : elle n'agit point comme fpécifique : on ne lui attribue d'autre propriété que celle de prévenir ou de calmer certains fymptômes & d'adoucir les rigueurs de l'inflammation. Un changement auffi favorable dans le traitement de ces maladies , fait naître l'efpoir de les diffiper completement, par les remédes deftinés au caractére fpécial de chacune d'elles en particulier.

Si les fomentations d'eau tiéde font infuffifantes pour fondre les tumeurs gommeufes ; on y fubftitue les douches. Les circonftances exigent par fois qu'on les rende un peu ftimulantes. Les cendres gravelées ou le fel

ammoniac diffout dans une fuffifante quantité d'eau, ont des effets merveilleux &
rempliffent parfaitement l'indication.

Il y a deux ans qu'un militaire de diftinction après avoir été gravement bleffé au
genou par un éclat de grenade, au camp
de St. Roch, confervoit une douleur très-
vive fur la rotule. L'anchylofe n'étoit pas
parfaite; mais cette imperfection ne tenoit
qu'à un très-léger mouvement, qu'il n'exé-
cutoit jamais qu'aux dépens d'un fupplément à la douleur habituelle. Les fomentations & les bains d'eau tiéde ne calmérent
que légèrement la douleur, & les douches
graduées parvinrent à la diffiper prefqu'en
tôtalité. Malgré cela cependant le malade
ne gagna rien du côté du mouvement de
la jambe.

XVIII. La plûpart des fymptômes fyphiliti-
ques qui naiffent fous diverfes formes & en différentes parties du corps, les douleurs oftéo-
ocopes dont le fiége femble avoir un rem-
part impénétrable à l'accès de l'eau, tant il
eft profond, cédent cependant affés commu-

nément à l'ufage des bains d'eau tiéde.
Cette difparition plus ou moins prompte a
même fait illufion à beaucoup de malades,
qui ne fe perfuadoient pas que des bains
tiédes duffent fuffire pour faire difparoître en
auffi peu de temps ces fymptômes ; ce qui
les déterminoit enfuite à fe fouftraire aux
remédes qui devoient terminer la cure &
l'affurer. Rien n'eft plus équivoque que la
ceffation prefque fubite des douleurs vénériennes, pour les perfonnes de l'art qui
n'ont qu'une médiocre habitude avec le
traitement de ces maladies. Çe calme parfait indique bien que les humeurs n'ont pas
encore acquis cette denfité qui refifte aux
relâchans ; mais il ne prouve pas que le virus foit détruit. Ce calme quoique parfait
n'eft donc qu'inftantané, puisque ces douleurs peuvent renaître. Autre chofe eft de
mettre des entraves au virus ou de l'ané-
antir.

XIX. Il en eft demême de certaines gâles &
des dartres. Les bains tiédes n'ont guère
fur ces maladies qu'un effet local, très-utile

néanmoins, attendu qu'il difpofe les malades à la guérifon ; mais il feroit difficile que ces bains feuls puffent l'obtenir. Auffi les regarde-t-on ordinairement dans cette circonftance, plutôt comme remédes préparatoires ou auxiliaires, que comme curatifs abfolus.

Les bains d'eau tiéde ont auffi des vertus particuliéres dans les douleurs qui dépendent manifeftement de la tenfion des fibres. Ce moyen n'eft cependant pas toujours fidelle, & fon application pour être efficace fouffre quelques exceptions ; car fi le fentiment de la douleur eft excité par des humeurs dépravées qui agacent les nerfs & les irritent ; ils réuffiffent difficilement : encore faut-il en continuer l'ufage pendant long-temps. On les employe utilement dans les pefanteurs & douleurs de membres occafionnées par l'épaiffiffement des fluides ; fymptômes qui caractérifent très-bien le premier degré du fcorbut. Le fecond dégré de cette maladie en interdit au contraire l'ufage ; parceque ces pefanteurs font alors l'effet de la diffolution humorale & de l'exceſſive foibleſſe des ſolides.

XX. Les livres de l'art dans lesquels les auteurs ſe ſont diſputé la gloire de réunir tout ce que l'on pouvoit dire en faveur des bains chauds, ſont connus de tout le monde. On peut citer, entr'autres, la ſavante diſſertation de Mr. MARET. Ce célébre médecin a pouſſé ce travail au délà du déſir des hommes les plus curieux de s'inſtruire. Les détails dans leſquels je me propoſerois d'entrer relativement à l'uſage des bains dans le traitement des douleurs fixes ou vagues &c. ne pourroient être qu'une répétition de ce qu'on liroit dans cet ouvrage, où tout eſt prévu.

HIPPOCRATE dont le nom tient le premier rang dans l'hiſtoire ancienne de la medécine, & ſur les profondes connoiſſances du quel repoſent encore aujourd'hui les fondemens de l'art de guérir, ſemble regretter que de ſon temps il n'ait pu conſeiller les bains tiédes auſſi communément qu'il l'auroit déſiré, faute de commodité de la part des malades ; tant leur ufage lui paroiſſoit généralement utile.

Les effets merveilleux que l'eau tiéde à eus entre les mains de l'Abbé de FONTANA fuffiroient pour inſpirer encore plus de confiance en ce topique, s'il étoit poſſible ; furtout dans des cas, où l'on n'attend que de foibles fecours des médicamens internes. Les expériences de ce favant naturaliſte fur le principe animal, prouvent que l'ufage foutenu de l'eau chaude a pu rendre affés de foupleſſe à des parties d'animaux defféchées, pour les rappeller à la vie, après en avoir été privé pendant pluſieurs mois & même des années entiéres. Ces merveilles ne peuvent s'expliquer que par la propriété que l'eau tiéde a de pénétrer & de s'infinuer à travers les fubſtances folides les plus dures. C'eſt ainſi qu'elle parvient avec le temps à y rétablir ce concours de fluides, fans lequel les fibres tombent infailliblement dans le defféchement. Des effets auffi frappants de l'eau tiéde appliquée extérieurement préviennent naturellement en fa faveur, dans l'atrophie particlle ou univerfelle. Il faut convenir cependant que l'on ne peut pas avoir une confiance égale en ce moyen, dans l'un comme dans l'autre de ces cas. Plus il y a à réparer, plus le fuccès de l'entreprife eft incertain.

XXI. Celse(*) recommandoit généralement les fomentations d'eau tiéde dans le traitement des fractures & fpécialement dans celles qui avoifinent les articles, afin, fans doute, d'entretenir la foupleffe de leurs liens. Il a grand foin de faire obferver qu'on doit les réitérer fréquemment pendant la durée de l'inflammation, paffé lequel temps elles doivent être plus rares. Celse ne confeille rien autre chofe que les fomentations ou les bains d'eau tiéde, lorsqu'il eft queftion de ramollir les cals. Il prévient à la vérité de la néceffité de les continuer long-temps avant de pouvoir y parvenir; mais le reméde ne produit pas moins fon effet.

(*) Loc. Citat.

Cette doctrine reſſemble trop à celle d'un grand praticien, pour douter que CELSE ait exercé l'art de guérir, quoiqu'en diſent quelques écrivains. Les détails dans leſquels il entre à ce ſujet, ſont trop ſavants auſſi, pour ne pas croire qu'il parle d'aprés ſa propre expérience, comme l'Abbé de FONTANA d'aprés la ſienne.

PARÉ (*) affectionne beaucoup l'eau tiéde, quand il eſt queſtion d'apaiſer les douleurs qu'occaſionnent les fractures, & de diſſiper le prurit qui ſurvient aſſés communément aux membres malades. Mais puiſque l'eau tiéde a réellement ces vertus; pourquoi n'en pas faire uſage dès le principe de la maladie, comme CELSE le conſeille, & ſurtout dans les cas où la conſtitution ſéche du malade ſemble indiquer ce procédé par préférence à tous autres? ſoit que DALECHAMP (**) ait puiſé ce précepte dans CELSE, ſoit que

---

(*) Liv. 15. Chap. 5. pag. 326.
(**) Loc. cit.

fa propre expérience lui ait fait connoître l'utilité de l'eau tiéde en cas pareil ; il n'en eft pas moins vrai qu'il y applaudit. «Il la ,, regarde comme très-utile pour entretenir ,, la flexibilité des fibres, & pour leur ,, conferver leur proportion naturelle dans ,, les parties fracturées ; ,, & il a grande raifon. Quand l'autorité, l'expérience & le raifonnement s'accordent, que faut-il de plus pour perfuader & convaincre ?

XXII. La vertu relâchante de l'eau chaude la rend tout auffi propre à calmer la chaleur & l'inflammation des cavités naturelles, que celles qui affectent les parties extérieures du corps : auffi l'employe-t-on journellement avec fuccès fous la forme d'injections. Ce font elles, ces injections, qui délayent & entrainent le fang ou les autres matières qui croupiffent dans ces cavités, & dont le féjour peut être dangereux & même funefte aux malades.

De quelle utilité ne font-elles pas encore dans le defféchement où l'obftruction du fac lacrimal & du canal nazal ? ne fuffifent-elles pas pour les défobftruer & faire couler la matière retenue? eft-il befoin d'autre chofe que des injeƈtions d'eau tiéde pour ramollir le cerumen entaffé & endurci dans le conduit de l'oreille, & en faciliter l'ex_ traƈtion? Ne parvient-on pas tous les jours à diffiper aifément l'inflammation & la douleur des gencives & de l'intérieur de la bouche, en prefcrivant aux malades d'y tenir de l'eau tiéde auffi long-temps, & auffi fouvent qu'ils le peuvent? eft-il befoin d'ajouter à ce reméde, furtout fi ces malades ont de la répugnance pour toute efpèce de compofition? Le lait duquel on fait affés habituellement ufage en pareilles occafions, a-t-il un effet fupérieur à l'eau? en foufcrivant à fon mélange avec elle, ce mélange ajoute-t-il ou n'ajoute-t-il pas à la vertu du bain? qu'en penfent fans partialité les gens de l'art qui le prefcrivent?

Lorfqu'après une bleffure grave de la poitrine, ou enfuite de l'opération que l'on pratique à cette capacité, on ne peut parvenir à en évacuer le fang ou le pus, par les procédés ordinaires les plus simples, parmi lesquels la situation tient le premier rang ; les injections d'eau tiéde ne font - elles pas du plus grand fecours ? Elles ne fe bornent point à détremper les fluides épanchés & à les faire couler avec elles ; la tiédeur de l'eau appaife l'irritation, & calme la chaleur que leur préfence avoit fait naître & entretenoit : que peuvent-elles faire de plus ?

Qui peut méconnoître l'utilité de ces injections, lorsqu'enfuite d'une opération laborieufe de la taille, il s'agit de prévenir les effets de la fatigue & des froiffemens qu'aura éprouvés la veffie ? Dans le cas ou l'extraction de la pierre n'auroit pu fe faire qu'en la morcelant pour caufe de friabilité, &c ; l'eau tiéde injectée avec douceur humecte, relâche les parois de cet organe, entraîne les petits fragmens calculeux & détermine les plus confidérables, fi elle ne les porte pas au déhors, à s'avancer fuffiffamment fur les bords de la plaie, pour être apperçus, faifis & extraits fans douleur.

Combien de fois les injections d'eau tiéde

n'ont elles pas été falutaires aux femmes en couche, autant pour prévenir que pour diffiper les accidens de la rétention ou de la fuppreffion des lochies. Ces injections débaraffent le paffage, des caillots de fang qui s'y arrêtent, & en pénêtrant dans l'uterus, elles relâchent les fibres de fon tiffu. Cette évacuation fanguine dont le rétard feul peut expofer à des maux graves, reprend fon cours, & tous les accidens s'évanouiffent.

Lorfque les évacuations ftercorales font retenues un peu trop longtemps, & que cette rétention laiffe des craintes fondées fur le fiége de l'embarras, rien n'eft plus utile que les injections d'eau tiéde. Dans le cas où la portion inteftinale qui fert de réceptacle à ces matières, feroit difpofée à l'engorgement inflammatoire des vaiffeaux qui rampent dans la paroi même de l'inteftin, ou qui y adhérent, les quarts ou les demi lavemens d'eau fimple adoucie, font les remédes les plus falutaires. Il eft très-intéreffant de les réitérer après l'évacuation, attendu qu'ils féjournent plus long-temps dans l'inteftin, qu'ils en tempérent la chaleur, & favorifent le dégorgement des vaiffeaux fanguins.

XXIII. Toutes les fois que l'application immédiate de l'eau chaude ne peut pas avoir lieu, l'eau difperfée en vapeurs la remplace. Ces vapeurs n'étant autre chofe que la diffipation des parties aqueufes les plus fufceptibles de fe divifer & de fe combiner avec l'air, au moyen d'un degré de chaleur convenable ; il s'enfuit qu'étant dirigées fur la partie malade, elles s'y infinuent d'autant plus aifément qu'elles offrent une très-petite furface, comparativement à l'état de dilatation où fe trouvent les pores abforbans, que le dégré de chaleur, qu'elles leur communiquent' d'abord, prépare à les recevoir.

Cette transmutation de l'eau la rend très-utile auffi dans certains cas, où la délicateffe des parties malades ne fauroit admettre fans quelque inconvénient, le contact d'aucun reméde, même fous forme liquide.

Dans les ophtalmies féches qui font pour

l'ordinaire très - douloureufes , les vapeurs d'eau tiéde agiffent plus efficacement, & avec beaucoup plus de douleur que les fomentations.

L'enchifrenement dont la caufe effentielle dépend de la féchereffe, de la tenfion & de l'engorgement fouvent inflammatoire de la membrane pituitaire, trouve également dans ces bains de vapeurs , le fecours le plus efficace.

Les hémorrhoïdes durcies , enflammées & parconféquent extrêmement fenfibles , font traitées plus méthodiquement par les vapeurs d'eau tiéde , que par les fomentations & les cataplâmes émolliens ; attendu leur grande fenfibilité : fouvent même elles déterminent des felles. Les vapeurs chaudes relâchent les vaiffeaux hémorrhoïdaux & excitent leur dégorgemeut , s'ils font fufceptibles de fluer.

Lorfque les maladies inflammatoires qui affectent le conduit de l'oreille, font de nature à ne pas permettre l'introduction d'aucuns remédes folides ou liquides, les bains de vapeurs purement aqueufes, admi-

niftrés

niftrés au moindre degré de chaleur, font les feuls remédes qui puiffent être employés dans la circonftance.

Elles ne font pas moins utiles encore, quand il eft queftion de relâcher les parties naturelles du fexe , de les difpofer à l'evacuation des menftrues ou des lochies , ou de faciliter leur dilatation au terme de l'accouchement.

Les bains de vapeurs aqueufes ont un puiffant effet dans les maladies qui ont pour principe une irritation nerveufe, de laquelle il réfulte des mouvemens convulfifs. Ces vapeurs plus pénétrantes que les plus petits globules d'eau, s'infinuent & paffent plus aifément à travers les parties. Je tiens fort à la méthode ; car je ne doute point qu'étant excitées par de l'eau trop chaude, elles ne refferrent plutôt l'extrémité des vaiffeaux qui s'ouvrent à la peau, qu'elles ne les dilatent. La prétendue moïteur qu'on croiroit obferver alors fur la furface du corps, feroit moins un retour de la nature fur elle même , qu'une crife forcée &

X

par conféquent plus nuifible qu'utile.

Quoique l'on n'ait pas réuni dans ce précis tous les cas où l'eau tiéde & fes vapeurs peuvent être employées utilement en chirurgie; ce que l'on a dit paroit fuffire pour en infpirer l'ufage , faute d'autres moyens, dans les circonftances où les médicamens relâchans font indiqués.

Contentons nous de placer ici un mot, fur les propriétés de l'eau confidérée comme le véhicule des différens topiques adminiftrés fous la forme de fomentations, de cataplasmes &c ; & finiffons.

L'eau étant un menftrue propre à diffoudre la plupart des médicamens des trois regnes, ce que confirment les expériences faites chés les peuples même les moins éclairés ; elle doit naturellement concourir avec divers remédes à la cure de certaines maladies pour lesquelles étant appliquée feule, elle feroit infuffifante.

L'eau chargée des principes contenus dans ces fubftances n'agit plus comme auparavant. Ce font les fucs , les fels , les huiles

&c. répandus dans son tout qui impriment aux fibres des sensations auxquelles l'eau ne contribue qu'indirectement, & d'une manière absolument étrangère à sa nature, puisqu'elle n'en est que le véhicule.

La plupart des sels & des chaux dont la chirurgie tire un si grand parti, ne pourroient lui être d'aucune utilité s'ils n'étoient dissous ; puisqu'il n'est ni usité ni raisonnable de les appliquer en substance. L'eau marinée, l'eau ammoniacée &c. dont les bons effets sont connus, ne doivent leur vertu qu'à l'eau au moyen de laquelle ils percent à travers les parties & agissent utilement.

L'eau de chaux première & seconde ont une action résolutive, détersive, astringente & dessicative. L'eau de chaux première dans laquelle on fait dissoudre le savon blanc est un puissant résolutif dans le traitement des tumeurs froides & des engorgemens glanduleux. Si la pommade qui résulte de ce mélange ne les dissout pas, elle décide dans les humeurs stagnantes une fermentation qui les transforme en pus. L'eau de chaux feconde s'employe communément & avec affés de fuccès dans la guérifon des petits ulcères cutanés, & des tumeurs aqueufes par infiltration. ANTOINE MIZAUD lui attribue une vertu fpécifique contre les ulcères vénériens. Il eft fi convaincu de fa puiffante efficacité à cet égard, qu'il recommande très-férieufement de ne pas la faire connoître à tout le monde : mais cette vertu n'eft rien moins que conftatée par l'expérience.

Toutes les eaux chargées de principes minéraux ont des propriétés particuliéres dont l'utilité eft avouée tant en médecine qu'en chirurgie, foit qu'on les prenne intérieurement, foit que l'on s'en ferve extérieurement.

Les infufions fpiritueufes aromatiques opéreroient peut-être plus énergiquement, fi on les employoit fous la forme de vapeurs, attendu l'enduit terreux qu'elles dépofent ordinairement fur la peau lorsqu'on s'en fert en fomentations ; enduit fi difficile à détruire pour peu que l'on néglige de l'enlever à chaque panfement. Il n'eſt pas douteux que cette craſſe ne s'oppofe à l'effet de ces remédes, à raifon de ce que les particules volatiles dont ils font chargés ne fauroient pénêtrer la ſtructure des parties , & y rappeller cette force & cette activité qu'on fe propofe de leur communiquer par ce moyen.

La fubtilité de ces vapeurs leur donne une fupériorité fenfible fur les fomentations. Elles s'infinuent peu-à-peu dans les pores à l'aide de la chaleur douce & humide qui en fait une des qualités principales. S'uniſfant enfuite aux fluides contenus dans les vaiſſeaux qui correfpondent à ces mêmes pores , elles pénêtrent la ſtructure des folides & les fortifient.

Les circonſtances qui requiérent effentiellement l'emploi de ces petits remédes , font décrites dans les livres de l'art aux articles qui concernent les maladies caufées par la foibleſſe & le relâchement. J'ai vu avec fatisfaction dans le grand nombre d'auteurs que j'ai confultés à ce fujet, une uniformité de fentimens qui prouve pour l'utilité de ce moyen toutes les fois qu'il eft employé à propos & avec méthode.

Les infufions aromatiques appliquées à froid ne peuvent guère avoir d'autre mérite que celui de l'eau froide ; puifque les particules médicamenteufes des plantes qu'elles tiennent en diffolution, font fans mouvement alors, & par conféquent fans action. Il feroit poffible que par le degré de chaleur qu'elles peuvent acquérir à raifon de leur féjour fur la partie malade, elles produififfent quelques effets ; mais cette opération eft toujours très-lente & fon fuccès fort incertain. Ce procédé d'ailleurs répugne à la fageffe des préceptes de l'art, & le contrafte que caufent ces applications froides peut beaucoup nuire dans quelques cas particuliers qui peuvent échapper à la fagacité du chirurgien. De quelle utilité au refte peut être un remède dont on n'a rien à efpérer d'avantageux, & à qui les caprices du hafard accordent indifféremment quelques faveurs ou les lui refufent ?

Ce précis se réduit donc à mettre sous les yeux des élèves en chirurgie attachés aux hôpitaux militaires, où l'occasion de recevoir des blessés de toute espèce se renouvelle chaque jour, que l'eau froide ou chaude peut suppléer dans quelques cas aux topiques que l'usage raisonné a adoptés. Je suis bien prévenu que l'art de guérir ne peut rien gagner à tout ce que j'ai dit en faveur de l'eau, d'autant plus que ses propriétés sont déjà célébrées depuis très-longtemps dans l'histoire de la chirurgie. Mais ceux qui entrent nouvellement dans la carrière ne pourront jamais me savoir mauvais gré de les avoir prévenu que l'eau froide, la glace, la neige, l'eau tiède ou chaude appliquées sous la forme de fomentations, d'aspersions, d'immersions, d'ablutions, d'injections, de bains ou de vapeurs pouvoient tenir lieu de médicamens composés dans quelques circonstances.

LETTRE DE Mr. CHAUSSIER

DE L'ACADEMIE DE DIJON &c.,
CONTENANT QUELQUES OBSERVATIONS
SUR LES EFFETS
DE LA
COMPRESSION
ET
L'USAGE DE L'EAU
DANS LE TRAITEMENT DES MALADIES
CHIRURGICALES.
A Mr. LOMBARD.
DE L'ACADÉMIE DE DIJON, &c.

JE n'en doute pas, Monsieur & cher confrère, les nouveaux ouvrages que vous êtes fur le point de publier feront favorablement accueillis : l'objet en eft intéreffant, & vous l'avés traité d'une maniére fatisfaifante, également propre à inftruire les éléves & à fixer l'attention des maîtres. Quoique mes remarques & mes obfervations foient trop peu importantes pour ajouter quelque chofe d'essentiel à votre ouvrage , je me conforme volontiers à vos défirs, & je vous envoye avec grand plaifir le détail de quelques faits particuliers propres à confirmer votre doctrine fur les effets de la compreffion & l'ufage de l'eau dans le traitement des maladies chirurgicales.

Ce mot de *preffion* préfente toujours l'idée d'une force qui tend à refferrer , rapprocher les parties d'un corps & les réduire fous un plus petit volume : dans un corps d'un tiffu & d'une confiftance uniforme, cet effet eft égal dans toutes fes parties & toujours il eft relatif à l'énergie de la force comprimante ; mais dans un être organifé fenfible dont le corps eft en quelque forte un tiffu fpongieux formé de cavités plus ou moins grandes , compofé de l'affemblage , de l'entrelaffement de parties plus ou moins molles & flexibles & dans lesquelles circulent fans ceffe des fluides d'une denfité différente, les effets de la preffion ne fe font pas reffentir également & en même temps fur tous les points de l'endroit comprimé ; &

quoique toujours relatifs à la réfiftance des parties, ils varient encore finguliérement fuivant la nature, la mobilité, la fenfibilité de la partie, le mode & l'énergie de la force comprimante. Ainfi qu'une preffion foit exercée à la furface du corps, fon premier effet fe porte d'abord fur le tiffu muqueux, cellulaire, en rapproche les lames, en diminue les cavités, ferme les pores exhalants, affaiffe les petits vaiffeaux, applatit les moyens, & par une fuite néceffaire la circulation eft fuspendue dans les uns, rallentie dans les autres ; & la tranfpiration eft arrêtée: mais comme dans toute l'étendue du corps il y a une multitude infinie de vaiffeaux collatéraux, le fang & les autres fluides portés à cette partie paffent par les canaux fécondaires ; & ainfi l'ordre naturel n'eft point altéré par des preffions bornées à une petite étendue, par ces preffions momentanées que néceffitent les différentes attitudes que nous prenons fans ceffe pour nos befoins: cependant ces preffions fouvent répétées fur la même partie, y produifent à la longue une impreſſion très - remarquable; la peau perd peu - à - peu la ſenſibilité, les filets muqueux , les lames cellulaires ſe collent enſemble , les membranes s'épaiſſiſſent , s'endurciſſent par l'agglutination des ſucs ; & ainſi ſe forment ces calloſités cutanées que l'on voit à la main de l'ouvrier qui manie le marteau, aux pieds de l'homme qui voyage ſouvent &c.: plus forte & continuée plus longtemps, la preſſion agit ſur tous les ordres de vaiſſeaux, y arrête entiérement la circulation ; ce qui produit néceſſairement la mortification de la partie ; c'eſt ce que nous obſervons journellement chés les perſonnes que la maladie retient au lit , dans la même attitude ; alors on voit ſouvent des eſcarres gangrêneuſes ſe former aux parties qui éprouvent la plus grande preſſion. Ces cas qui ſont très-communs me paroiſſent mériter plus d'attention qu'on y fait ordinairement, parcequ'ils forment toujours une complication fâcheuſe avec la maladie première.

Rien n'eſt plus ordinaire que devoir des

efcarres gangrêneufes fe former fur le facrum
dans le cours des maladies. Quelques praticiens les ont regardé comme un dépôt critique de la maladie , d'autres comme l'effet
purement méchanique de la preffion ; mais
ces opinions paroiffent peu conformes à ce
que nous obfervons tous les jours ; en effet
I.º Si ces efcarres pouvoient être confidérées
comme un dépôt critique de la maladie ,
les fymptômes morbifiques cefferoient , ou
diminueroient par la formation de l'efcarre.
II.º Si elles dépendoient uniquement de la
longueur & de la continuité de la preffion,
on les remarqueroit également dans tous
les malades qui gardent le lit un certain
temps , cependant on les obferve fort rarement dans les bleffés d'ailleurs fains & vi-
goureux, & au contraire on les voit très-fouvent dans ceux qui font attaqués de ces
fiévres aigues qui dès les premiers inftants
abbattent les forces dans ceux qui ont une
difpofition fcorbutique, enfin dans tous ceux
dont la tranfpiration eft acre, dont la fibre
eft d'un tiffu naturellement lâche ou affoi-

bli accidentellement par la maladie : aussi
voit-on quelques fois ces sortes d'escarres se
former dès les premiers jours de l'alitement ; & si on n'y fait pas attention de
bonne heure , la mortification se propage ,
s'étend jusqu'au sacrum ; complication qui
toujours aggrave la maladie premiere, rend
souvent la convalescence difficile & fait quelques fois périr le malade.

La nature , le caractére de la maladié ,
le tempérament du sujet, l'état & la couleur
de sa peau feront facilement prévoir dès les
premiers instans de l'alitement cette disposition à la gangrêne sur le sacrum. Les
pommades, les onguents gras , les cérats em-
platiques , les liniments avec l'eau de vie
& le blanc d'œuf que l'on employe si ordinairement dans ces cas , sont au moins
inutiles. Mais il est un moyen plus simple
& en même temps plus efficace pour prévenir la formation de ces escarres gangrêneu-
ses ; c'est de laver chaque jour la peau
des lombes & du sacrum avec une éponge
trempée dans l'eau froide , & ensuite de

bien essuyer la partie avec un linge doux &
sec : ces lotions, ne fussent - elles qu'une attention de propreté, seroient toujours utiles ; mais en nétoyant la peau, elles donnent du ressort aux petits vaisseaux cutanés,
elles déterminent l'excrétion des sucs arrêt-
tés & croupissants dans les pores & les fol-
licules des téguments, elles renouvellent,
facilitent la transpiration, modèrent ces chaleurs, ces pésanteurs de reins dont les malades se plaignent si souvent, & portent
dans tout le corps une fraicheur agréable &
toujours salutaire. Il suffit de faire ces lotions une fois chaque jour ; & pour ne pas
fatiguer le malade par des mouvements souvent répétés, on profite du temps où l'on
doit lui administrer un lavement ; on peut
quelquefois, & dans certains cas ajouter à
l'eau de la lotion quelques gouttes de vinaigre ; mais il importe toujours qu'elle soit
froide ou au moins fraiche, condition qui
contribue beaucoup à son effet salutaire.

Ces lotions ne font pas necessaires pour
les blessés, qu'une fracture des extrémités

inférieures oblige à rester longtemps couchés
sur le dos ; les blonds, ceux dont la peau
est blanche, pâle, dont la transpiration est
forte, sont très sujets aux excoriations, aux escarres sur le sacrum, surtout s'ils ont à supporter quelque suppuration putride ; aussi dans
ces cas, il convient d'avoir recours aux lotions dès les premiers temps pour prévenir
tous ces accidents ; mais comme ce blessé ne
peut être déplacé & ramené sur le bord de
son lit, il faut pour faire ces lotions se con-
tenter de soulever les reins du malade tandis qu'avec une éponge on lave la peau du
sacrum & des parties environnantes.

L'avantage, disons plus, la nécessité de
rafraichir la peau, de renouveller, de rétablir la transpiration dans les parties qui
éprouvent quelque pression, avoit bien été
sentie par notre bon *ambroise paré* ; c'est ce
qu'il nomme *flabellation* : dénomination qui
paroîtra peut-être singuliére, parcequelle est
inusitée & presque oubliée de nos jours ;
mais n'hésitons pas à le dire, cette déno-

mination eſt pleine de ſens & d'énergie ; (*)
il convient de la rajeunir parcequ'elle manque à l'art, il importe de la conſerver parcequ'elle exprime une précaution eſſen-
tielle dans le traitement des maladies & trop
généralement négligée ou méconnue.

Écoutons l'excellent PARÉ ſur ce ſujet.
Ses vues ſur la cauſe du mal, ſes préceptes ſur les moyens de le prévenir ſont également ſages & dignes de toute notre attention. Après avoir obſervé que le prurit
vient ſouvent aux parties comprimées, qu'il
eſt produit par l'humeur de la tranſpiration
qui, par ſon ſéjour dans les pores & les fol-
licules de la peau, y contracte de l'acrimonie & fait ainſi une mordication modérée ;

« Or, ajoute PARÉ, lesdites vapeurs ne ſe
„ peuvent bien exhaler, parceque la partie
eſt

(*) Flabellation , du latin *flabellum* , éventail, l'action
d'éventer, de rafraichir une partie , en y renouvellant
l'air ; on pourroit ſubſtituer à ce mot celui de *ventilation* ;
il ſeroit peut-être plus facilement accueilli dans notre
langue, parceque nous en avons déja pluſieurs analogues.

„ eſt preſſée & couverte d'emplâtres , de
„ compreſſes & de bandes ; joint auſſi qu'elle
„ demeure ſans ſon exercice accoûtumé ...
„ partant convient deslier les b ndes de
„ trois en trois jours pour donner air &
„ tranſpiration aux excréments fuligineux
„ & matiéres ſanieuſes contenues ſous le
„ cuir, de peur qu'elles ne le rompent & ul-
„ cérent, ce qui eſt ſurvenu à pluſieurs par
„ faute de le faire, pareillement faut fomen-
„ ter la partie avec eau chaude... Le chirur-
„ gien doit pareillement prendre garde que
„ la partie bleſſée ait ſouvent une *flabella-*
„ *tion* afin qu'elle n'acquiére inflammation;
„ auſſi garder qu'elle ne ſoit trop couverte
„ n'y preſſée. La flabellation ſe fera en la
„ changeant de place & la ſoudevant par
„ fois. Tel précepte n'eſt ſeulement à no-
„ ter pour les fractures ; mais auſſi pour
„ toutes parties bleſſées & ulcérées.„ Ce
précepte eſt également applicable à toute
partie qui ſouffre une preſſion continuée
pendant quelque temps : mais comme l'expérience journaliére nous a démontré que

l'eau froide avoit une propriété tonique, qu'en conſervant & ranimant l'action des vaiſſeaux cutanés elle entretient & facilite la tranſpiration ; nous préférons les lotions froi-des aux fomentations chaudes recommandées par PARÉ.

Ces conſidérations m'ont bien éloigné de l'objet que je me propoſois ; je ne m'arrê-terai donc pas d'avantage à examiner les effets variés qui réſultent de la preſſion ſur les différentes parties du corps : ſi ce moyen doit dans quelques cas être conſidéré com-me cauſe de maladie, il peut auſſi dans pluſieurs autres & entre les mains d'un pra-ticien inſtruit être conſidéré comme un in-ſtrument curatif de la plus grande efficacité. On en ſera aiſément convaincu, ſi l'on fait attention aux effets d'une compreſſion mé-thodique : on peut en reconnoître deux principaux.

Le premier eſt de ſoutenir les parties, de s'oppoſer à leur rélaxation, de modérer leur mobilité, de prévenir l'affluence des liqueurs : ainſi ce moyen convient eſſentiel-

lement dans les ſtaſes humorales occaſionnées par la débilité de la fibre, dans toutes
ces affections locales que de GORTER nomme
quelque part *morbi a privatione ſuſtentaculi*, enfin dans les cas ou il s'agit de ſoutenir le corps
des muſcles, de s'oppoſer à leur trop grande mobilité.

Le ſecond effet des appareils compreſſifs
étant de rapprocher les parois des cavités,
d'en exprimer ſes ſucs, de les expulſer lorsqu'il y a une iſſue libre & ſuffiſante pour
leur écoulement; ce moyen convient dans
les collections purulentes d'une certaine
étendue: mais pour que la compreſſion ſoit
efficace dans ces cas, il faut I.º que la ſituation favoriſe l'écoulement du pus & le dégorgement des parois de l'excavation purulente;
II°. Il faut que le tiſſu cellulaire qui forme
ces parois ſoit plutôt affaiſſé & décollé par
l'accumulation purulente que détruit &
fondu par l'engorgement ſuppuratoire;
III.º Enfin il faut qu'il n'y ait aucun vice,
aucun corps étranger, aucune affection profonde dans la partie, qui exige un traitement

particulier & entretienne la fupuration : fans
ces conditions la compreffion la plus méthodique feroit fans fuccès.

Une autre attention non moins effentielle
dans les grands & énormes abcès, eft d'appliquer de bonne heure les appareils compreffifs, & de ne pas attendre le dégorgement des excavations purulentes pour en
commencer l'ufage ; car quoique les furfaces
ne puiffent fe réunir tant qu'elles font purulentes & engorgées, un bandage appliqué avec art dès les premiers inftans de
l'ouverture du dépôt eft d'une grande utilité
pour la fuite du traitement. En foutenant
mollement les parois de l'excavation purulente, il empêche les fufées, le croupiffement du pus dans l'interftice de quelques
mufcles & prévient ainfi la formation des
finus qui auroient exigé par la fuite des
contr'ouvertures : on fent bien que dans ces
premiers temps l'appareil doit fe borner
plutôt à foutenir qu'à comprimer les parties.

Je pourrois vous rapporter plufieurs faits
propres à confirmer votre doctrine fur l'u-

fage de la compreffion dans le traitement
des abcès ; je me bornerai à un feul parcequ'il eft très-frappant , & qu'il fervira de
preuve aux réflexions précédentes.

Sur la fin de 1781 , la femme d'un la-
boureur de *Marfannay le bois*, village près de
cette ville, fe plaignit quelques femaines
après fa premiere couche d'une tuméfaction
avec douleur & tenfion à la partie fupérieure
& externe de la cuiffe : cette femme ne
nourriffoit pas ; & comme la douleur avoit
commencé après un froid fur la partie, la
malade ainfi que fa famille, regarda cette
affection comme une fimple douleur rhumatismale. D'après cette idée, on employa
tour-à-tour les cataplafmes , onctions , fomentations, enfin tous les petits remédes
des commeres du village & des environs:
on appliqua même un emplâtre véficatoire
fur l'endroit le plus douloureux: cependant
le mal faifoit chaque jour des progrès, la
malade dépériffoit, & ce ne fut qu'après
quatre mois de fouffrances que l'on vint
me prier de voir cette malheureufe jeune

femme. Elle étoit alors dans l'état le plus fâcheux, les forces épuisées par la longueur & la vivacité des douleurs lui permettoient à peine de parler, le pouls étoit petit, fréquent, le dégoût extrême & la maigreur excessive. La cuisse malade étoit d'un volume considérable & à la seule inspection il me fut facile de reconnoître un énorme amas purulent formé sous le *fascia lata* : comme la douleur avoit commencé à la partie externe de la cuisse, le dépôt étoit plus sensible dans cet endroit; il y formoit une saillie très-marquée, la peau y étoit rouge, luisante, amincie, tant par l'érosion intérieure que par l'application qui avoit été faite auparavant d'un emplâtre vésicatoire; mais la collection purulente comprenoit exactement toute la cuisse & s'étendoit jusques près le genouil, où la fluctuation étoit encore très-sensible; enfin la jambe étoit oedémateuse, fléchie & rétirée sur la cuisse.

L'état de la malade paroissoit ne laisser aucune espérance; cependant je n'hésitai pas à lui donner tous mes soins; je fis sur le champ une incifion longitudinale d'environ quatre pouces de longueur à l'endroit le plus faillant de l'abcès, c'eft-à-dire à la partie fupérieure externe & un peu poftérieure de la cuiffe ; il fortit au moins feize livres de pus & je ne crois pas dire trop ; ayant porté ma main dans cette énorme excavation, je trouvai de tous cotés les mufcles détachés, en quelque forte diffléqués & flottants dans le pus tant du côté du baffin, que du côté du genouil ; mais je ne fentis aucune bride, aucun étranglement particulier ; feulement je trouvai du côté du facrum, fur le corps du grand mufcle feffier une forte de fac ; ce qui m'engagea à prolonger un peu & obliquement la première incifion.

Sans doute il n'eut pas été prudent, vû le décollement des mufcles, leur mobilité, l'inégalité que préfentoit leur corps, de traverfer par un féton cette vafte excavation purulente : une contr'ouverture à la partie interne de la cuiffe près le genouil auroit paru plus convenable : mais confidérent que par la flexion de la jambe & l'attitude que gardoit la malade, le genouil avoit plus d'élévation que l'ouverture du dépôt, qu'ainfi le pus avoit de tous côtés une pente facile, une iffue libre, qu'il ne pourroit s'arrêter & féjourner dans aucun point fi je parvenois a foutenir également les mufcles & les parois de l'excavation purulente, par un bandage convenable; je me bornai à cette feule incifion; bien petite fans doute pour un dépôt auffi profond & auffi étendu.

Pour remplir ces vues, j'employai un bandage bien fingulier que je trouvai dans cette maifon, c'eft celui dont les femmes fe fervent dans ce pays pour emmaillotter les enfants, & qu'elles nomment ordinairement la *maillote*: comme ce bandage eft très-fimple, très - commode & peut être employé avec fuccés dans plufieurs cas de chirurgie; je ne craindrai pas de le décrire.

Il confifte en un morceau de toile double de longueur de dix-huit pouces, ayant à peu-près douze pouces de large dans le haut &

neuf ou dix dans le bas ; fur les bords de la longueur de cette toile font coufus de chaque côté des efpèces d'anfes ou anneaux de toile qui fe correfpondent ; & avec un ruban de fil que l'on paffe fucceffivement dans chacun de ces anneaux on lace & on ferre plus ou moins à volonté, de la même manière qu'on lace une bottine fur la jambe. Ainfi ce bandage enveloppant exactement toute la cuiffe, foutenoit également & mollement tous les mufcles & devenoit tout à la fois, contentif, compreffif & expulfif.

Ne pouvant fuivre auffi exactement que je l'aurois défiré le traitement de cette malade à caufe de fon éloignement de la ville, je montrai à la fage femme du village qui étoit fort intelligente, la manière de faire les panfements & de renouveller le bandage ; je le lui fis même appliquer devant moi ; je lui en expliquai l'ufage & lui fis fentir avec quel ménagement il falloit le ferrer dans les premiers temps ; enfin je prefcrivis à la malade un régime convenable : je lui

permis l'ufage modéré du vin & lui recommandai de prendre deux fois par jour des
fucs de creffon, d'ofeille de cerfeuil, comme
l'antifeptique le plus fimple & le plus efficace dans ces cas.

Mes confeils furent fuivis avec docilité &
exactitude. La foibleffe de la malade étoit
fi grande que l'on craignit d'abord pour fa
vie ; mais avec des foins, des ménagements
les forces fe rétablirent peu-à-peu ; la fuppuration diminua, les parois de l'excavation purulente fe récollerent completement
fans laiffer aucun vide, fans former aucun
finus ; enfin après fix femaines la cicatrifation avançoit à grands pas , & la malade
put commencer à marcher & à reprendre
fes fonctions ordinaires.

Je ne puis finir cet article fans relever une
imputation qui eft adreffée indiftinctement
à tous les chirurgiens françois & que je viens
de lire dans le tom VI. du *London medical
journal*, année 1785. pag. 387.

Mr. Leonard Gilles pie chirurgien
anglois qui a démeuré quelque temps à Paris,

eft l'auteur de cette imputation peu fondée:
après avoir rapporté quelques obfervations
fages & judicieufes fur les ulcères putrides;
après avoir effayé dans le traitement de ces
affections différents topiques; il recommande
comme le meilleur moyen curatif l'ufage
du fuc de limons; il voudroit que l'on en
imbibât les plumaffeaux que l'on applique
fur l'ulcère: de là paffant à quelques confidérations fur les fuppurations putrides & les
grands abfcès, il reproche aux chirurgiens
françois de faire dans ces cas de trop grandes incifions, & femble même fuppofer qu'ils
méconnoiffent l'ufage des fétons. Pour éviter le foupçon de partialité je traduirai lit-
téralement ce paffage de l'auteur.

    „Le danger, dit Mr. GILLES PIE, qui ac-
„ compagne les grands amas de pus, dans
„ les perfonnes d'une mauvaife conftitution,
„ particuliérement quand on a pratiqué de
„ grandes incifions , eft bien connu des
„ chirurgiens anglois & les avantages d'un
„ féton dans ces cas font très-fenfibles …
„ je défirerois, ajoute-t-il en note, que les

» inconvéniens & le danger qui suivent ces
» grandes incisions fussent aussi bien connus
» des chirurgiens françois, car je suis con-
» vaincu qu'à l'hôtel Dieu de Paris, il périt
» tous les ans un grand nombre d'hommes
» par cette coûtume de faire de grandes in-
» cisions. »

Ce reproche, *Monsieur & cher confrère,* vous
étonnera sans doute; (*) il ne peut avec
justice être addressé aux chirurgiens françois;
jamais leur pratique n'a paru cruelle aux
yeux d'un homme impartial; on ne les a

(*) Non Mr. Chaussier, ce reproche ne m'étonne
point, tout injuste qu'il soit. J'ai déja vu quelque part des
expressions très-déplacées dans un ouvrage de Mr. Pott,
dont les principes ne font pas toujours fort orthodoxes
en matière de chirurgie. Mr. Pott critique à tort
& à travers le procédé de M. M. le Dran & Garangeot, dans l'espèce d'instramens & la manière de s'en
servir, pour détruire les adherences du testicule & du cordon, au sujet de la castration; il est question, autant que
je me le rappelle, de la préference que l'on doit donner
au bistouri sur les ciseaux en pareilles occasions.
Les épithetes de *gauche* & de *cruelle* dont Mr. Pott
qualifie généreusement la méthode de Garangeot,

point vu adopter aveuglement l'usage du feu si familier à nos anciens, on ne les a point vu pratiquer ces mutilations barbares, ces opérations absurdes dont on retrouve des vestiges dans quelques auteurs ; au contraire occupés sans cesse du soin, des moyens d'éviter les opérations, d'en diminuer les douleurs, on les voit s'élever avec force contre l'abus des instruments & d'une *chirurgie toujours agissante* ; étudiant d'avan-

---

peuvent aller de pair avec celles de *grossière* & de *ridicule* desquelles il accueille civilement celle de le DRAN. Je pense cependant, sans prétendre à en tirer vanité pour mon compte, que les chirurgiens anglois n'ont point acquis jusqu'ici le droit de nous déprimer. Si nous ne nous sommes pas occupés à relever le fatras d'erreurs qui circulent presque clandestinement dans plusieurs écrits modernes qui nous viennent de leur part, c'est que nous n'avons pas craint, sans doute, qu'elles puissent nuire à nos principes, ni même trouver un jour quelque crédit en France.

Votre réplique à l'imputation fausse & au coup d'œil vicieux de Mr. GILLES PIE, est tout à si digne de vous, Monsieur, que d'une nation dont les mœurs sont naturellement douces & honnêtes, qui se fait un devoir d'être délicate sur le choix des expressions, & surtout de pardonner.

tage la nature, perfuadés de fes reffources , convaincus que l'art ne guérit point , que tous les procédés, que toutes fes opérations fe bornent uniquement ou à écarter les obftacles qui gênent les mouvements de la nature, ou à procurer les circonftances favorables à fon action falutaire ; on les voit fouvent fe borner à la feule *expectation*, aux moyens les plus doux & les plus fimples & jamais ils n'agiffent qu'après être convaincus de l'infuffifance des efforts de la nature.

Si on les fuit dans leur pratique journalière des panfements, des appareils, on les voit profcrire entiérement les futures, le tamponnage des plaies, s'élever hautement contre l'abus des grandes incifions dans les dépots, les finus, recommander les fétons, les contr'ouvertures, les appareils compreffifs ; cette pratique généralement adoptée fe trouve également confignée dans tous nos ouvrages & enfeignée dans toutes nos écoles.

Pour s'en convaincre il fuffit de jetter les yeux fur ce que Mr. Louis a écrit dans le dictionnaire encyclopédique au mot *incifion* ;

«on doit, *dit-il expreſſément*, ménager les in-
„ ciſions le plus qu'il eſt poſſible & ne ſe
„ déterminer à les pratiquer que dans le
„ beſoin démontré„ , « encore, *dit-il à l'ar-*
„ *ticle contr'ouvertures*, on n'en doit faire que
„ lorsqu'il n'eſt pas poſſible de déterminer
„ la ſortie des matières purulentes & de re-
„ coller les parois du ſinus , ou du ſac qui
„ les fournit , par le moyen des compreſſes
„ expulſives ſoutenues d'un bandage conve-
„ nable.„ Voyés auſſi avec quelle force
Mr. SABATIER réproche à LAMOTTE d'avoir
pratiqué dans un cas de collection purulente une trop grande inciſion &c. Enfin
Monſieur & cher confrère vos réflexions ſur
l'uſage de la compreſſion fourniront une
nouvelle preuve que les chirurgiens françois
connoiſſent auſſi bien que tous autres, l'a-
bus, le danger de grandes inciſions, & qu'ils
n'ignorent pas les moyens d'y ſuppléer.

Cependant Mr. GILLES PIE dit expreſſément qu'il eſt convaincu qu'à l'hôtel Dieu
de Paris il périt tous les ans un grand nombre de malades ; c'eſt un fait qui n'eſt que

trop conftaté, fur lequel l'humanité gémit, & qui fixe l'attention de notre gouvernement; mais cette mortalité de l'hôtel Dieu dépend-elle des traitements chirurgicaux ? dépend-elle, comme ledit Mr. GILLES PIE, de la coûtume que l'on a de faire de grandes incifions ? je répondrai à cette allégation par les remarques de l'auteur qui fe trouvent confignées dans le même journal page 383.

«J'ai fuivi, dit Mr. GILLES PIE, pendant
» plus d'un an l'hôtel Dieu de Paris, j'y
» ai vu pratiquer avec la plus grande dex-
» térité beaucoup d'opérations, & cependant
» les fuites en étoient fâcheufes, parceque
» généralement il furvenoit une fuppuration
» putride qui faifoit périr les malades ; je
» fuis perfuadé que l'on conferveroit la vie
» de quelques centaines d'hommes qui pé-
» riffent annuellement dans cette maifon
» par la fuppuration putride, qui furvient
» après les opérations, les fractures compli-
» quées, les grands abcès &c., fi l'on corri-
» geoit la foétidité putride des ulcères par

les

„ les végétaux antiſeptiques , & particuliére-
„ ment par l'uſage des végétaux acides &
„ frais.„

„ Quelques auteurs ont avancé que les
„ ſuppurations putrides communiquoient
„ ſouvent l'infection aux malades que l'on
„ plaçoit dans les ſalles des bleſſés. D'a-
„ près ce que j'ai obſervé moi même dans
„ les hôpitaux, je ſuis fort diſpoſé à adop-
„ ter cette opinion, car ſouvent j'ai remar-
„ qué qu'une perſonne ſaine reçue à l'hô-
„ pital pour une légère plaie, & que l'on
„ plaçoit dans la ſalle de chirurgie où il
„ y avoit beaucoup de bleſſés attaqués
„ d'une ſuppuration putride, étoit bien-
„ tôt affectée d'une ſuppuration de même
„ eſpèce, & je ne doute pas, continue notre
„ auteur, qu'un acide végétal, en corri-
„ geant ou en éloignant la foetidité ne
„ prévint la contagion.„

Telle eſt d'après Mr. GILLES PIE lui-même la cauſe la plus certaine de l'inſalubrité
des hôpitaux, (*) & parconſéquent de la

____

(*) Dans un grand hôpital rempli de fievreux & de

mortalité que l'on obferve à l'hôtel-Dieu de
Paris : car fi des hommes d'ailleurs fains,
mais avec une petite plaie, éprouvent fouvent dans cet immenfe hôpital des accidents
graves ; pourquoi donc accufer les incifions,
néceffitées par le mal, de faire périr annuellement un grand nombre de bleffés ? Et
en fuppofant, ce que je nie formellement
pour l'avoir vu, & bien vu, que l'on pra-
tiquat généralement à l'hôtel - Dieu des
grandes incifions, le reproche peut-il &
doit-il s'étendre à tous les chirurgiens fran-

---

bleffés, l'air eft un cahos chargé de vapeurs & de miafmes de différente nature, qui ont plus ou moins de
denfité ; mais qui font toujours très dangereufes ; les plus
légères s'élevent au plafond des falles, les plus péfantes
tombent à la furface du fol & y forment une couche
plus ou moins épaiffe comme dans la grotte du chien ;
d'autres plus humides & d'une denfité moyenne forment
autour des malades une forte d'enveloppe ou d'atmofphére, qui en fe réfroidiffant fe condenfe, s'attache au
ciel du lit, aux vétemens, aux murs, y forme un enduit gluant qui entretient, propage & renouvelle l'infection. Des trapes pratiquées au pavé de la falle & com-
muniquant dans de vaftes fouterreins donneroient iffue à
l'air fixe & aux miafmes les plus péfants : des foupiraux

çois ? Mais c'est assés sans doute : revenons à notre objet.

La compression étoit un moyen fort recommandé par nos anciens dans le traitement des fractures simples. Tous insistent à ce que le bandage soit assés serré pour que la partie qui est audessus soit un peu enflée; car ajoute expressément DUVERNEY, d'après tous les écrivains qui l'ont précédé; «Si „ cette enflure ne s'y trouve pas, c'est une „ preuve que le bandage est trop lâche & „ que bien loin d'être assés serré pour maintenir les os réduits, il ne l'est pas assés „ pour comprimer médiocrement les vais-

ouverts aux plafonds laisseroient échapper l'air phlogistiqué , les vapeurs legères ; enfin les fumigations, les ventilateurs serviroient à renouveller la masse de l'air qui enveloppe les malades. Une cause très - fréquente d'infection & de contagion dans les hôpitaux, est l'usage du linge , des vetements qui passent successivement à différents malades & qui souvent récélent des principes virulents. La charpie, les compresses dont on recouvre les ulcéres & les différentes blessures y portent souvent un germe d'infection : sans doute il seroit plus avantageux, & peut-être plus économique de ne faire ces plumasseaux qu'avec une étoupe fine & préparée hors de l'hôpital &c.

„ feaux ; alors il faut défaire le bandage &
„ le faire tel qu'il doit être.„ Il eſt évident
que nos anciens maîtres regardoient le
bandage comme un moyen néceſſaire pour
maintenir dans le contact les extrémités des
os fracturés, favoriſer & la formation du
cal, & prévenir les difformités : & bien des
gens encore croiroient avoir manqué aux
préceptes les plus impörtants de l'art, ſi dès
les premiers inſtants d'une fracture , ils
n'avoient pas appliqué un bandage ferré.
Vous avés fait fentir dans votre ouvrage .
l'abus & le danger de cette méthode routi-
niére par une obfervation frappante : mais
comme on ne peut trop infifter fur cet objet , & préfenter des exemples aux jeunes
éleves, je vous rapporterai deux faits arrivés il
y a quelques années dans notre ville.

Un garçon de quinze à feize ans du village de Plombiéres prés Dijon fit une chûte
qui cauſa une fracture de l'avant bras. Le
radius feul étoit fracturé dans fon milieu.
On conduifit le malade à un tonnelier de
cette ville , homme d'importance qui a *reçu*

le don de r'habiller, renouer, raccommo-
der, guérir toutes fractures & luxations, &
qui par un ton hardi & tranchant, fçait en
impofer aux *commeres des deux fexes.* Après
bien des extenfions violentes, des tiraille-
ments douloureux, ainfi qu'il eft d'ufage,
notre habile renoueur fit un bandage circulaire qui s'étendoit de l'articulation du coude
jufqu'au poignet. Ce jeune homme ne
tarda pas à éprouver les douleurs les plus
vives : la main fe gonfla, devint livide ;
mais tous ces fymptômes furent regardés
par le renoueur comme les meilleurs fignes
poffibles, & l'indice d'une prochaine guérifon : *c'eft le mauvais fang qui fort, & il
faut bien fe garder de toucher au bandage*
difoit-il : enfin la main & l'avant bras perdi-
rent tout fentiment, devinrent foetides.
Alors les parents peu raffurés, malgré les pro-
meffes hardies du renoueur, conduifirent
le malade à l'hôpital environ douze jours
après fa chûte. Feu Mr. MARET qui le premier le vit, trouva l'avant bras entiérement
fphacelé & en effayant d'ôter le bandage,

l'avant bras se sépara de l'articulation du coude & il ne resta que quelques lambeaux pourris qui furent coupés avec la pointe des ciseaux ; après quelques mois il sortit de l'hôpital parfaitement guéri & il atteste encore chaque jour les effets du *don merveilleux* de notre renoueur.

Un couvreur travaillant dans un château éloigné de cette ville de cinq lieues, tomba d'environ cent trente deux pieds de hauteur ; le côté externe de la jambe droite étoit contus, douloureux & on crut reconnoître une fracture du péroné. Le repos, la situation convenable de la jambe, l'usage de quelques fomentations salines, resolutives & rélâchantes, eussent suffi, sans doute, pour prévenir tout accident, quand même il eut été bien certain que le péroné étoit fracturé ; mais d'après cette idée aussi fausse que dangereuse qu'il faut hâter de réduire les fractures, qu'il faut les contenir, les maintenir en situation par un bandage, on n'hésita pas à appliquer un bandage circulaire ; les douleurs devinrent plus vives,

le gonflement augmenta ; on défit le bandage , mais il n'étoit plus temps ; la gangréne occupoit toute la jambe & s'étendoit
jusqu'au genouil : ce fut dans cette circonftance fâcheufe que l'on amena le malade à
notre hôpital, environ dix-neuf jours après
fa chûte : le fphacéle étoit borné au genouil,
la ligne de féparation fe montroit déja par
un cercle rouge, & fans doute la nature eut
à la longue procuré la féparation totale de
la partie mortifiée: mais comme les forces
étoient épuifées, comme la furface articulaire étoit large, enfin comme la foetidité
étoit extrême; circonftance qui toujours
mérite attention dans un hôpital ; feu Mr.
Hoin fit l'amputation dans l'articulation
même en confervant la rotule qui étoit faine. Cette obfervation eut le fuccés qu'on
pouvoit en attendre , la cicatrice fut long-
temps à fe former parceque l'étendue
de la gangréne n'avoit pas permis de former un lambeau pour recouvrir les furfaces articulaires , mais enfin le malade guérit & à l'aide d'une jambe de bois il put

reprendre fon métier ordinaire. Ces faits
feroient bien propres à confirmer l'idée finguliére de Mr. WRABETZ qui propofe de
pratiquer une ligature ferrée, pour faire l'amputation des extrémités ; mais actuellement
ils nous intereffent fous un autre point de
vue, ils démontrent le danger des bandages
circulaires, des appareils compreffifs furtout
dans les premiers temps des fractures &
dans tous les cas où on a à craindre les effets
d'une contufion, le gonflement & la tenfion
de la partie. Cependant journellement encore, on employe les bandages circulaires
dans le traitement des fractures ; c'eft un a-
bus ancien contre lequel on ne fauroit trop
s'élever ; car ce n'eft pas comme le difent
tous nos écrivains, comme le croyent presque tous les praticiens ; ce n'eft pas le bandage qui maintient dans la réduction les os
fracturés, qui les foutient dans l'approxima-
tion, c'eft le repos, c'eft la fituation ; auffi
toutes les vues de l'art doivent elles tendre
à procurer au membre fracturé la pofition
la plus favorable pour le foutenir & relâcher

en même temps les muscles qui pourroient le mouvoir ; deux objets également importants; c'est dans cette intention que Mr. POTT a recommandé si judicieusement pour les fractures des extrémités inférieures, de mettre la partie dans la flexion , de coucher le blessé sur le côté même de la fracture : méthode simple, efficace, qui remplit en même temps les deux objets que l'on doit se proposer. Cependant Mr. POTT lui-même attribue uniquement au relâchement des muscles tous les avantages de sa méthode : mais si en habile praticien il eut considéré la disposition primitive des extrémités inférieures , leur tendance constante à se porter sur le côté quand on est couché, il eut vu sans doute que le premier avantage de cette situation consiste en ce que le pied est soutenu entièrement par l'appareil placé sur le lit, en ce que la jambe est appuyée dans toute sa largeur & parconséquent mieux assujettie , moins exposée au mouvements que dans toute autre position.

On se convaincra facilement de l'exactitude

de notre remarque par quelques confidérations anatomiques, faites depuis long-
temps dans mes cours publics. Placés fur
une table un fquelette bien fait, un cadavre
dont les membres foient flexibles ; vous
voyés auffitôt la cuiffe, la jambe s'incliner,
& la pointe du pied fe porter en déhors
d'une maniére très - fenfible ; redreffés le
pied, renverfés-le endedans, il revient encore & retombe en déhors ; coupés, détachés les ligaments qui attachent la tête du
femur dans la cavité cotiloïde, alors l'extrémité inférieure tombera entiérement, toujours en déhors & appuyera fur toute la face
externe ; cette tendance conftante & naturelle de l'extrémité inférieure, fi effentielle
pour la progreffion, pour la ftation, dépend
de la conformation des os, & non de l'action
des mufcles, comme paroît l'avoir cru le
favant POTT. Au refte de plus longs détails
feroient ici déplacés ; on les trouvera dans un
mémoire envoyé dès 1774 à l'académie
royale de chirurgie, & que je publierai inceffamment : il fuffit pour mon objet d'avoir

fait fentir que dans le traitement des fra-
ĉures : la fituation & le repos doivent être
confidérés comme les premiers moyens &
les plus efficaces pour conferver la rédu-
ĉion : cependant il ne faut pas entiérement exclure du traitement de ces maladies
les bandages; mais ils doivent être fimples,
legers, faciles à renouveller, enfin ils ne
doivent être confidérés dans l'ordre des moyens curatifs, que comme un inftrument fé-
condaire & acceffoire ; utile dans les premiers temps pour modérer la mobilité des
mufcles, utile peut-être encore dans le temps
de la formation du cal pour modérer l'efflux
des fucs conglutinants : ainfi pour remplir
ces intentions on n'a pas befoin de bandages circulaires, on n'a pas befoin qu'ils
foient ferrés de manière à déterminer cette
enflure, ce gonflement que nos anciens
maîtres défiroient, qu'ils jugeoient néceffaires
& qu'ils regardoient comme le figne d'un
appareil méthodiquement appliqué & d'un
bandage bien fait.

Souvent je me fuis convaincu des avanta-

ges de cette méthode fi fimple dans des cas,
que précédemment les praticiens jugeoient
ne laiffer d'autre reffource que l'amputation.
J'ai vu, il y a quelques mois, un menui-
fier de cette ville ayant une luxation complete du pied avec fracture du péroné ; appellé dès les premiers inftants de l'accident,
la réduction fe fit avec facilité ; toute l'extrémité inférieure fut appuyée fur le côté
externe & mife dans la flexion ; quelques
compreffes douces, un bandage à plufieurs
chefs, foutenu de fanons mols, formérent
tout l'appareil, que l'on arrofoit de temps
en temps avec une legère décoction de graine de lin. Il furvint une échimofe, un
gonflement confidérable ; la faignée, le régime, l'ufage des moyens les plus fimples dif-
fipérent tous les accidents & après deux
mois le malade put commencer à marcher.
Tout récemment, Mr. ENAUX, chirurgien
diftingué de cette ville, vient d'éprouver les
bons effets de çette méthode dans un cas
plus grave encore. Un homme en tombant
fe luxa completement le pied ; les téguments

ainſi que la capſule articulaire furent déchirés par la violence de la chûte & l'extrémité du tibia ſortoit de plus de deux pouces.
On ſe garda bien d'agrandir la plaie, on
n'employa què la poſition latérale & fléchie, les panſements les plus ſimples, le
bandage le plus leger ; maintenant la plaie
eſt complétement cicatriſée, il ne reſte plus
que du gonflement, de la roideur, au pied,
& il n'y a pas même une anchiloſe ; cependant
dans de telles circonſtances Mr. PETIT recommande expreſſement l'amputation, comme le ſeul moyen capable de conſerver le
bleſſé, il vouloit même que cette opération
fut pratiquée dès les premiers inſtants : ainſi
la pratique chirurgicale ſe perfectionne chaque jour en reſtreignant les opérations à un
plus petit nombre de cas, en ſimplifiant ſes
procédés. Vous en fourniſſés une nouvelle
preuve, *Monſieur & cher confrère*, par votre
mémoire ſur l'uſage de l'eau ; rien ſans doute
n'eſt plus propre à faire ſentir combien il
faut être réſervé dans l'uſage des remédes
compoſés, dans l'application des onguents

gras, des emplâtres tenaces & réfineux dont on a fi fouvent & longtemps abufé.

L'eau, ce fluide fi abondament répandu dans la nature, fi effentiel pour nos befoins domeftiques, eft auffi dans un grand nombre de maladies le reméde le plus fimple & peut-être le plus efficace ; non feulement l'eau eft le premier des humectants ; mais encore fuivant les différents dégrés de température dont elle eft fufceptible, elle devient tour-à-tour le relâchant le plus grand, ou le tonique le plus prompt & le plus énergique. Je n'examinerai pas les propriétés qu'elle acquiert lorfqu'elle eft chargée de fubftances falines, ou des fucs des végétaux; je ne parlerai point des avantages que l'on peut retirer de fon ufage topique dans les maladies internes; je me bornerai à quelques obfervations fur l'efficacité des fimples lotions d'eau froide dans plufieurs affections locales.

Mr. de B*** agé de plus de foixante ans étoit fujet à la goutte & tous les ans à l'approche de l'hyver malgré fes foins à faire

grand feu, à bien fe couvrir, à éviter le froid,
il éprouvoit réguliérement de violents & de
longs accès, dont les retours fréquents lui
avoient laiffé aux deux pieds un gonflement
habituel , & une tenfion douloureufe ; ce
qui le privoit en quelque forte de la faculté
de marcher. En 1780 , les douleurs fe firent
fentir de bonne heure , le malade ne manqua pas d'augmenter le feu de fon appartement , de bien couvrir fes jambes avec des
peaux fourrées, des édredons ; cependant le
mal augmentoit, les jambes devinrent rouges,
luifantes , éréfipélateufes. Il s'y forma une
forte d'éruption puftuleufe qui fuintoit une
férofité acre ; on vit même quelques furon-
cles ; enfin la fièvre fe déclara, la langue fe
chargea, l'appétit étoit perdu : on employa
fucceffivement fur l'affection locale les décoctions de fureau avec le lait, les cataplafmes de différentes efpèces toujours entretenus dans une chaleur affés grande par les
chauffe-pieds, les couvertures, les peliffes ; & les
purgations douces & placées à propos firent
ceffer la fièvre ; mais elle revenoit de temps

en-temps , & l'affection locale continuoit au même degré : enfin après plus de trois mois de souffrances le malade engagea Mr. Badoz chirurgien de Mirebeau qui lui donnoit ses soins de me consulter sur son état

Convaincu par une suite de recherches & d'expériences, dont je rendrai compte dans une autre occasion, que la chaleur actuelle entretenue pendant quelque temps sur une partie y détermine toujours une irritation plus ou moins profonde, qui intervertit la circulation, supprime la transpiration, attire, fixe en quelque sorte les humeurs & les épaissit; je présumai d'après le récit qui me fut fait que tous les accidents étoient, sinon causés, du moins entretenus par l'excès des précautions que le malade prenoit pour augmenter & conserver la chaleur dans la partie, y étouffer en quelque sorte la transpiration par l'abus des cataplasmes, des chauffe-pieds &c. Je conseillai donc de bannir entiérement toutes ces applications topiques, de supprimer peu-à-peu les pelisses, les édredons dont on accabloit les jambes, de laver foir & matin les pieds, les jambes & les cuiſſes avec de l'eau froide, enſuite de les bien eſſuyer avec un linge doux & ſec ; enfin je recommandai un régime relâchant & un purgatif doux lorsque l'irritation ſeroit tombée. Mr. BADOZ chirurgien fort intelligent parût gouter mon avis ; mais il étoit trop oppoſé aux habitudes du malade, à ſes idées, pour ne pas lui paroître bien ſingulier ſurtout pendant l'hyver ; cependant excédé par la douleur, rebuté de l'inutilité de tous les moyens qu'il avoit employés, il ſe détermina à en faire l'eſſai. Dès le ſoir même la tenſion, la douleur, la rougeur diminuérent, la tranſpiration ſe rétablit ſenſiblement aux pieds, la nuit fut calme ; ce premier eſſai encouragea le malade & loin d'avoir par la ſuite de la répugnance à ce genre de reméde, il ne craignit pas de plonger ſes jambes dans l'eau froide ; méthode que je n'avois point conſeillé & que je défendis dès que j'en fus inſtruit. Le bien-être augmenta chaque jour, les accidents diſparurent, le malade pût ſe lever

A a

& marcher beaucoup mieux qu'auparavant ;
enfin il continue encore ſes lotions froides ,
mais ſeulement le ſoir en ſe couchant ; &
depuis ce temps il n'a plus eu aux pieds ce
gonflement , cette ſenſibilité douloureuſe
qui lui étoit habituelle ; il n'a même plus
eu la goutte aux pieds. Quelquefois il en
a ſenti l'annonce aux genouils ; mais il a
ſçu la prévenir par des lotions froides ſur
cette partie.

Depuis ce temps j'ai ſouvent conſeillé l'u-
ſage journalier des lotions froides des pieds
& des jambes comme un moyen de prévenir les attaques de la goutte , ou au moins
d'en éloigner les accès , d'en modérer les
douleurs. Quelques faits iſolés ne ſuffiſent
pas ſans doute, pour prononcer ſur l'efficacité d'un moyen, ſoit préſervatif, ſoit curatif ; du moins puis-je aſſurer que les lotions
froides faites réguliérement tous les jours en
ſe couchant, m'ont toujours paru fort avan-
tageuſes ; & n'ont jamais eu d'inconvéniens.
J'inſiſte ſur ce point , parceque l'on pourroit m'objecter que la goutte doit être conſi-

dérée comme le dépôt critique d'une humeur, qu'il feroit dangereux de déplacer, de répercuter fur une autre partie, qu'il convient au contraire d'attirer, de fixer pour prévenir les fuites fâcheufes & bien connues de la métaftafe de cette humeur fur les organes internes &c.; mais ces idées font-elles bien juftes? ces craintes font-elles bien fondées? fans entrer dans aucune difcuffion fur la nature de la goutte, fur la caufe qui détermine fi ordinairement fur les pieds l'irruption de cette humeur, je me bornerai à faire remarquer que les lotions froides pratiquées, comme je l'ai indiqué, ne font ni répercuffives, ni aftringentes; au contraire leur effet conftant eft d'exciter d'une manière douce le ton des fibres, l'action des vaiffeaux cutanés & des pores tranfpiratoires: auffi obferve-t-on toujours après ces lotions que la partie éprouve une chaleur douce, qu'il s'y établit une tranfpiration aifée, plus abondante qu'auparavant, enfin par l'ufage continué de ce moyen la fibre fe fortifie, la tranfpiration s'entretient dans la partie & n'eft point dérangée par les petits changements alternatifs de froid & de chaud , de péfanteur & de legéreté de l'air auxquels nous fommes fi fouvent expofés, changements qui deviennent enfuite dans des parties affoiblies, dans les perfonnes délicates, la caufe déterminante des accès de goutte , des rhumes de cerveau, des catarrhes & de mille autres affeCtions de même genre fi fréquentes dans la fociété.

Telle eft bien certainement la manière d'agir des lotions froides : je l'ai obfervé fur moi-même, & j'en ai éprouvé les bons effets.

Pendant le cours de mes études au collége , j'avois eu des engelures aux talons & depuis ce temps j'avois conftamment les pieds froids, même dans la meilleure fanté, & jamais je ne m'appercevois de tranfpiration à cette partie, qu'après de grands exercices, ou dans le temps de chaleur ; j'étois auffi fort fujet pour la plus legére caufe aux rhumes de cerveau. Ces petites incommodités auxquelles j'étois habitué n'excitoient pas mon attention ; mais à la fuite

d'une maladie longue que j'éprouvai il y
a quelques années, mes jambes enflèrent
confidérablement & le froid que j'y éprou-
vois, m'empêchoit de m'endormir. J'eus
recours aux lotions d'eau froide, & dès le
foir même j'eus une chaleur douce aux
pieds, le fommeil ne fe fit point attendre,
la tranfpiration fe rétablit, & en continuant
mes lotions, l'enflure fut bientôt diffipée, la
chaleur & la tranfpiration s'eft foutenue
aux pieds, j'ai été beaucoup moins fujet
aux rhumes de cerveau ; enfin, ce que je n'efpérois pas, des cors que j'avois aux pieds
depuis longtemps ont ceffé d'être douloureux
& après les avoir coupé une fois ils ne font
plus revenus. Pour ne laiffer aucun doute
fur l'avantage des lotions froides pour exciter & rétablir la tranfpiration, j'ajouterai
qu'ayant négligé quelque temps l'ufage de
ce moyen, la tranfpiration des pieds a confidérablement diminué & les rhumes de cerveau ont été plus fréquents & plus durables.

Ce moyen eft également utile contre ces
inquiétudes douloureufes des jambes, ces

chaleurs acres, ces demangeaifons cuifantes, que quelques perfonnes éprouvent au lit, contre ces affections cutanées des talons & des orteils que l'on nomme ordinairement *engelures*, parcequ'on les croît occafionnees par le froid, mais qui me paroiffent plutôt l'effet d'une humeur érélipelateufe ou dartreufe dont l'exception peut être déterminée à la peau par le froid, comme par toute autre caufe : en effet fouvent ces prétendues engelures s'obfervent pendant l'automne, au printemps, chés des perfonnes qui ne font point expofées à l'impreffion du froid ; & très-fouvent encore quelques remédes internes préviennent ou détruifent entiérement ces affections cutanées. Quoi qu'il en foit, j'ai fouvent confeillé & avec fuccès les lotions froides pour prévenir les engelures des talons & des orteils. Enfin d'après l'idée avantageufe que j'ai des fimples lotions froides des pieds des jambes &c, de leur effet tonique non feulement fur la partie, mais fur toute l'économie animale, de leur efficacité pour entretenir la tranfpiration des pieds & prévenir beaucoup de maux qui réfultent de fa fupreffion, je defirerois que les inftituteurs habituaffent les jeunes gens à fe laver les pieds réguliérement tous les foirs comme on fe lave les mains : cette habitude de propreté, peu genante feroit fort utile aux voyageurs pour prévenir les excoriations auxquelles ils font fi fujets ; excoriations qui dépendent de l'âcreté de la tranfpiration, de la foetidité qu'elle contracte en féjournant entre les orteils. Mr. LAFOREST rapporte que le ROI de Pruffe pendant fa derniere guerre avoit prépofé dans fes armées des chirurgiens deftinés à vifiter les pieds des foldats aprés & dans le cours même des marches. Cette précaution montre bien la fageffe du grand homme qui ne néglige aucun détail & veille à la confervation & à la force de fes foldats. Les lotions froides ne préviendroient-elles pas dans les armées tous les accidents qu'occafionne la fatigue des marches ? c'eft à l'expérience à nous en inftruire ; je me borne à quelques faits particuliers.

Le Sr. LOCQUIN en heurtant contre une pierre se fit-il y a plus de dix ans une légére entamure près la malléole interne de la jambe droite ; le mal négligé ou maltraité dégénéra en un ulcère très-étendu , qui fut enfin guéri après plusieurs mois ; mais depuis ce temps la jambe étoit toujours sensible, douloureuse, les veines cutanées étoient engorgées, distendues, & l'ulcère se r'ouvroit par le plus leger froissement, souvent-même sans aucune cause apparente. Plusieurs fois j'avois été appellé pour donner mes soins à ce jeune homme & procurer la consolidation de l'ulcere. Pour prévenir la rupture de la cicatrice j'avois conseillé l'application d'un bas de peau de chien lacé sur la jambe; mais ce moyen fut sans succès : enfin je lui conseillai de laver tous les soirs la jambe & le pied avec l'eau la plus fraiche : mais comme je craignois qu'un moyen aussi simple n'eut pas assés l'air d'un reméde, j'ordonnai d'ajouter une cuillerée à casté de vinaigre par pinte d'eau : depuis quatre ans l'ulcère ne s'est point r'ouvert , la cicatrice eſt ſolide, les veines ne ſont plus engorgées, & le jeune homme continue toujours les lotions, quoique cependant avec un peu moins d'exactitude que dans les premiers temps.

A la ſuite d'une maladie aigue le nommé Venot, ouvrier de Nitriére, éprouva une douleur très-vive avec engorgement & tenſion à toute l'extrémité inférieure du côté gauche; il y avoit ſurtout une tuméfaction plus marquée au genouil. On y appliqua des cataplaſmes, & après quelques jours on crut remarquer de la fluctuation; on pratiqua une inciſion même profonde; mais il ne ſortit aucun fluide; ſeulement le tiſſu graiſſeux parut un peu bourſoufflé: ce qui étonna fort le chirurgien qui avoit fait l'opération, & l'engagea à demander mon avis. J'avois déja vu pluſieurs cas ſemblables & où l'apparence d'une fluctuation ſourde & profonde en avoit impoſé à des praticiens inſtruits; je diſſuadai de faire de nouvelles recherches pour trouver un foyer purulent. Malgré la vivacité des douleurs,

les fignes qui caractérifent l'inflammation &
la confection du pus ne fe rencontrant pas
dans ce cas ; j'engageai de laiffer cicatrifer
l'incifion , de fupprimer les cataplafmes ,
d'employer les ptifannes diaphorétiques, les
fucs d'herbes & de temps en temps quelques
purgatifs &c. L'incifion fut bientôt cicatri-
fée , les douleurs diminuèrent; mais les articulations de la jambe & du pied étoient
roides, fembloient anchilofées, les mufcles
étoient durs, compacts , enfin le tiffu cellulaire étoit tendu , rénitent , & le malade
ne pouvoit mettre le pied à terre fans éprouver de très-grandes douleurs : dans ces circonftances je confeillai les lotions froides;
mais pour mériter la confiance du malade &
l'engager à l'exactitude, je prefcrivis d'employer la première , c'eft-à-dire la plus foible leffive des terres nitrées ; ces lotions
furent continuées tout l'été ; le pied redevint
libre, les mufcles s'affouplirent , le gonflement du tiffu cellulaire fe diffipa, enfin le
malade put marcher avec aifance ; feulement
le genouil eft refté roide & paroît anchilofé.

L'ufage topique de l'eau froide eft auffi d'une grande efficacité dans ces hémorrhagies fubites & allarmantes qui fuccédent quelquefois à l'accouchement le plus heureux en apparence. Pour bien fentir les avantages de ce moyen & l'employer toujours à propos & avec fuccès, il faut connoître fes effets, fa manière d'agir, il faut diftinguer les caufes qui après l'accouchement déterminent & entretiennent ces grandes effufions de fang.

On s'accorde généralement à reconnoître trois caufes des hémorrhagies utérines après l'accouchement. I°. Le renverfement ou la dépreffion plus ou moins grande d'une portion du corps ou du fond de la matrice; accident qui dépend, ou d'une preffion fur l'abdomen lors de la fortie de l'enfant, ou d'une traction prématurée & trop forte du placenta & du cordon ombilical. II°. La préfence d'un corps étranger dans la matrice, telle qu'un caillot, une portion de membranes, de placenta, encore adhérente à fes parois & qui foutient dans leur ouverture les orifices des vaiſſeaux. Dans ces deux premiéres circonſtances, la cauſe de l'hémorragie eſt purement méchanique & entiérement locale : il ſeroit également ab-furde & dangereux de la négliger, de la méconnoître ; on ne peut, on ne doit y rémédier que par des procédés méchaniques dont l'action ſoit dirigée uniquement ſur la partie affectée ; ainſi dans le premier cas il faut réduire la portion de l'uterus dépla-cée, ou renverſée ; dans le ſecond, il faut déta-cher, extraire le corps étranger, & ce n'eſt qu'après ces opérations préliminaires qu'il convient, ſi la perte ſubſiſte encore, de re-courir a d'autres moyens.

Il eſt une troiſiéme cauſe plus fréquen-te des hémorrhagies utérines, & qu'il im-porte de bien connoître, c'eſt l'inertie de la matrice. Ici, & c'eſt une obſervation qui paroît avoir échappé à tous ceux qui ont écrit ſur les accouchements, la cauſe de l'hé-morrhagie n'eſt pas purement locale ; toute l'économie animale ſemble participer, con-courir à cet état d'inertie de la matrice &

peut-être même le déterminer. On s'en
convaincra facilement, si l'on obferve attentivement les différentes circonftances qui précédent, accompagnent cet état & peuvent
le faire prévoir.

Remarquons d'abord que toutes les femmes ne font pas également fujettes à l'inertie de la matrice. C'eft dans nos villes
que l'on obferve plus fréquemment cet accident ; & ce font les femmes délicates, fenfibles, fujettes aux affections hiftériques &
nerveufes, qui y font le plus expofées ; ce
font celles dont l'imagination active eft facilement frappée de quelque impreffion fubite, ou dont l'efprit eft fortement préoccu-
pé de quelqu'idée affligeante & pénible ; enfin ce font les blondes ; ce font celles dont
la fibre eft lâche & mobile, dont le tempérament eft naturellement foible ou affoibli accidentellement par des maladies.

D'après ces feules confidérations on en-
trevoit déja que l'inertie de la matrice n'eft
pas une affection purement locale, mais
qu'elle dépend en quelque forte de la con-

ftitution naturelle, ou acquife ; qu'elle eft
une fuite immédiate de l'ébranlement général imprimé à toute la machine par les derniéres douleurs : en effet quel changement
fubit dans le phyfique & dans le moral !
aux douleurs les plus vives, aux efforts les
plus grands fuccéde fans intervalle l'inftant
le plus tranquille, le calme le plus doux ; les
nerfs fe relâchent tout-à-coup, la circulation
fuspendue, retardée dans tous les vifcéres trouve auffitôt des vaiffeaux libres, & fuit de nouvelles routes : mille idées fe préfentent en
foule à l'imagination de la femme, & viennent tour-à-tour l'occuper ; ainfi à l'extrême tenfion fuccéde l'affaiffement & une forte
d'étonnement général dans tout le fyftème
nerveux & fenfible. Cet état eft encore entretenu par le trouble, l'irrégularité de la
circulation, & il perfifte plus ou moins,
fuivant la mobilité des fibres : auffi voit-on
dans ces cas que le pouls au lieu de fe développer auffitôt aprés l'accouchement refte
vif, dur, ferré, véritablement nerveux ;
quelquefois il eft mol, mais il eft fréquent ;

la femme paroit tranquille, cependant elle n'eſt pas encore remiſe de la fatigue des derniéres douleurs, elle conſerve une ſorte de trouble, de frémiſſement ou d'émotion intérieure; occupée d'autres objets, elle n'y fait pas attention, elle n'en parle pas, & ne pourroit même ſe rendre compte de toutes ſes ſenſations : mais l'obſervateur attentif qui connoît les effets de l'ébranlement du ſyſte‑me nerveux, ne s'y trompe pas ; au milieu de cette ſécurité, de ce calme apparent, il voit de loin l'orage ſe préparer, ſouvent il remarque dans tout le corps une chaleur acre, plus ſenſible à la paume des mains & à la plante des pieds ; d'autres fois il apperçoit des frémiſſements vagues, le‑gers, une ſorte de friſſonnement paſſager qui ſe répand dans quelques parties du corps ; quelquefois il ſent un battement plus fort qu'à l'ordinaire au tronc coeliaque, aux artères de l'abdomen ; les contractions de la matrice ſont tantôt lentes & inégales, tantôt fortes, mais courtes, éloignées ; & aprés une contraction très-ſenſible, la matrice tombe auſſitôt dans le relâchement le plus grand ; enfin tout annonce l'éréthiſme, l'ébranlement des nerfs, l'irrégularité de leur action.

Sans doute le moyen le plus ſûr, le plus conforme aux loix de la nature, à l'économie animale, pour prévenir l'inertie de la matrice dont la femme eſt menacée, ſeroit d'attendre, pour procurer la ſortie du placenta, que le calme fut entiérement & parfaitemènt rétabli, que le pouls eut perdu ſa vivacité, qu'un ſommeil léger eut réparé la fatigue, qu'une tranſpiration douce eut remplacé la chaleur de la peau ; mais trop ſouvent l'habitude d'une méthode contraire prévaut ſur toutes les raiſons ; & ce délai ſi ſage (*) pourroit encore devenir aux yeux de la femme une nouvelle cauſe d'inquiétude, & ainſi prolonger, même augmenter le trouble intérieur. D'ailleurs on n'eſt pas

toujours

____

(*) Les praticiens les plus ſages ont toujours recommandé de ne jamais hâter le décollement du placenta ; pluſieurs même ont conſeillé d'abandonner entiérement

toujours maître d'attendre autant qu'il seroit
nécessaire. Quelquefois le placenta peu adhérent se décolle par son propre poids, &
par la seule impulsion du sang ; ou bien le
praticien trompé par une suite de quelques
contractions croit pouvoir l'extraire avec
sécurité ; d'abord l'irritation produite par la
sortie de l'arriére-faix soutient encore quelque temps le resserrement de l'uterus ; mais
bientôt après ses parois se relâchent, les

---

cette opération aux seuls soins de la nature ; voici la
pratique suivie constamment & avec succés à l'hôpital des
femmes en couches à Copenhague.

«Placenta soluta, indicante haemorrhagia, extrahitur,
» utero distincte se contrahente ; si vero adhuc accreta,
» nec haemorrhagia adsit ; neque nixu depressorio, neque
» inflatione volarum, quam mulierculae suadere solent,
» neque pressione abdominis ad solutionem sollicitatur,
» sed naturæ relinquitur, quae illam, etiam quarta,
» immo vigesima a partu hora solvit & eduxit feliciter.
» Nec piguit unquam placentam, silente quidem hae-
» morrhagia in utero reliquisse, , ob modicum, quod
» spontaneam illius solutionem sequitur, sanguinis pro-
» fluvium.
ROGERT collectanea haunienſis ſocietatis tom I. pag.
364.

B b

vaiſſeaux incapables de ſe contracter reſtent béants, le ſang qu'ils contiennent s'échappe dans la cavité de la matrice, & celui qui eſt contenu dans les autres vaiſſeaux du corps, ſemble refluer ſur lui-même & être porté de toutes parts à la matrice par des courants d'oſcillations qui ſe ſuccédent rapidement ; ainſi en peu de temps l'hémorrhagie devient allarmante & menace des ſuites les plus fâcheuſes. Pendant ce temps la chaleur du corps augmente ſenſiblement, circonſtance qui en rendant le ſang plus fluide, entretient & augmente l'hémorrhagie ; enfin les forces s'épuiſent, la vue s'afioiblit & ſi on n'y remédie promptement, tous les ſecours ſont inéfficaces, il ne reſte plus aſſés de ſang pour entretenir les mouvements du cœur, la femme ne tarde pas à expirer dans les convulſions & la ſincope.

Pour faire mieux ſentir que l'inertie de la matrice ne doit pas être conſidérée comme une affection purement locale, je rapporterai quelques réflexions du Dr. J. LEAKE ſur les hémorrhagies qui ſuivent l'accou-

chement (*). Aprés avoir obfervé qu'une
colére exceffive, une frayeur fubite produifent dans tout le fiftéme vafculaire un changement trés-fenfible, & qu'ainfi un fpafme
fait affluer le fang aux vaiffeaux de l'uterus
& peut par la feule impulfion rompre les
attaches du placenta, il ajoute ; "Cet état
„ de trouble dans le corps paroît dependre
„ de l'influence nerveufe & pourroit être
„ comparé à un leger choc électrique : auffi
„ les femmes d'une conftitution délicate,
„ dont le fiftéme nerveux eft extrémement
„ irritable, font fujettes plus que toutes au-
„ tres à ces accidents ; j'ai même vu, *con-*
„ *tinue-t-il*, des femmes de cette conftitu-
„ tion, qui n'étoient point groffes, & dans
„ lefquelles la matrice ne pouvoit parcon-
„ féquent pas être fufceptible de ces im-
„ preffions, éprouver à la fuite d'une affe-
„ ction quelconque des douleurs d'entrail-
„ les, ou une diarrhée, quelquefois même
„ une fievre dangereufe, furtout fi la diarrhée
„ n'étoit pas furvenue dés les premiers temps.

(*) Practical obfervations on the child-bed-fevers. §. V.

Ces différentes remarques fondées fur l'obfervation journaliére doivent fervir à éclairer la pratique, à diriger dans le choix & dans l'emploi des moyens : ainfi puifque l'inertie de la matrice ne peut & ne doit être confidérée que comme une affection purement locale, il ne faut pas, pour y remédier, fe borner entiérement à des moyens dont l'action eft purement locale; un tampon de linge introduit dans le vagin peut bien empêcher l'effufion extérieure du fang; mais le fang afflue toujours aux vaiffeaux uterins; il y a une tendance, augmentée encore, dans le cas préfent par l'orgafme & l'éréthifme nerveux; & fi on fe bornoit à la feule introduction du tampon, le fang retenu par cet obftacle s'accumuleroit dans la matrice, produiroit une perte interne, les accidens perfifteroient & s'aggraveroient à chaque inftant. L'indication premiere dans ces cas eft de modérer l'éréthifme & l'action fpafmodique de tout le fiftéme nerveux qui pouffe continuellement le fang à la matrice, de donner du ton à cet organe, de diminuer

en même temps cet état de chaleur si remarquable dans ces pertes par inertie : trois
effets simultanés que produit d'une ma-
niere prompte & efficace l'usage topique
de l'eau froide.

Pour retirer de ce moyen tout l'avantage
que l'on peut en espérer, il faut, avant tout,
introduire la main dans la matrice. Quelquefois on y trouve un gros caillot mol, arrondi,
qui n'a aucune adhésion avec les parois de
la matrice & qui en est expulsé par la seule
irritation que produit l'introduction de la
main : d'autre fois, & c'est le plus ordinaire, le caillot est compacte, irrégulier ; il forme des prolongements qui s'étendent jusqu'aux orifices des vaisseaux uterins, pénétrent dans leur cavité, y adhèrent & les
tiennent ainsi toujours ouverts, toujours dif-
posés à laisser échapper le sang : c'est après
cette opération préliminaire toujours in-
difpensable, que l'on peut avec fécurité appliquer fur tout le ventre des linges trempés
dans l'eau froide, & que l'on renouvelle
aussi souvent qu'ils s'échauffent ; ce qui arri-

ve promptement ; car la chaleur eſt alors
très - conſidérable : il convient auſſi de faire
ouvrir les fenêtres de l'appartement, & ſi, ce
qui eſt très-ordinaire , les pieds ont une chaleur acre, il faut également y appliquer des
linges trempés dans l'eau la plus froide, continuer & renouveller ces applications juſqu'à
ce que la matrice ſoit parfaitement contra-
ctée , & qu'on n'ait plus à craindre une
nouvelle inertie ; ce que l'on reconnoît
aiſément , parceque la femme éprouve
quelques friſſons legers , parceque la chaleur des reins eſt conſidérablement diminuée,
enfin par l'état du pouls. Il eſt auſſi né-
ceſſ ire de faire ſur la région de la matrice
des frictions douces, pour la maintenir dans
la contraction & empêcher ſon relâchement ;
enfin il faut ſoutenir les forces par l'uſage
de quelque remede interne: mais il faut éviter avec ſoin tous les ſtimulants actifs , ſpiritueux, qui augmentent & entretiennent la
chaleur. Quelques gouttes d'eſprit de nitre
dulcifié données de temps en temps dans
une cuillerée d'eau fraiche m'ont paru très-

efficaces dans ces cas. Longtemps j'ai employé une potion avec la liqueur minérale d'HOFFMANN ; mais plus d'une fois j'ai vu après son usage les femmes se plaindre d'une sorte d'étourdissement & d'ivresse qui revenoit toutes les fois qu'on leur donnoit de cette potion.

Cette méthode simple & bien dirigée exempte souvent de l'application du tampon : (*) cependant si l'inertie étoit considérable, si malgré les premieres applications de l'eau froide, le sang continuoit à s'échapper ; il ne faut pas hésiter à introduire exa-

---

(*) On trouve dans plusieurs auteurs quelques apperçus sur les avantages du tampon dans les pertes utérines ; mais cette méthode étoit peu connue & même entiérement oubliée ; c'est aux praticiens de cette ville que l'on doit la restauration de ce moyen. En 1757, Mr. ENAUX Professeur des accouchements s'en servit pour la premiere fois ; il communiqua son observation à ses confreres dans une assemblée particuliére ; depuis ce temps cette idée adoptée par tous les chirurgiens de cette ville, & habilement saisie par Mr. le ROUX, a été exposée avec beaucoup de détails fort intéressants dans *ses observations sur les pertes de sang,* 1776.

ctement un tampon dans le vagin ; mais pour en feconder l'effet il faut en même temps s'oppofer au relâchement de la matrice, y rappeller l'action, rétablir l'ordre & la régularité dans le fiftême nerveux : c'eſt ce que l'on obtient encore par l'ufage combiné & foutenu de l'application des linges trempés dans l'eau froide fur le ventre, fur les lombes, &c.

A ces raifons je pourrois ajouter le récit de grand nombre de faits propres à faire fentir l'avantage de cette méthode ; je me bornerai à un paffage du Dr. J. LEAKE. Perfuadé, comme nous, que l'inertie de la matrice eſt la fuite de la fenfibilité nerveufe, de la révolution fubite qui s'opére dans ce temps de l'accouchement, il récommande l'eau fraiche, il fait appliquer fur les lombes & fur le ventre des compreffes trempées dans le vinaigre froid, il confeille même l'immerfion des pieds dans l'eau froide ; enfin ajoute-t-il, «J'ai fouvent, fuivant la pra- » tique d'HOFFMANN, preſcrit avec un fuc- » cès remarquable la boiffon d'eau de fontaine ;

„ & sur plus de 700 femmes qui sont accou-
„ chées à l'hôpital de Westminster, plusieurs
„ ont été attaquées de pertes devant & après
„ l'accouchement, & par ce traitement aucune
„ n'a péri.„ Je puis aussi assurer que cette
methode généralement adoptée dans cette
ville a toujours eu les plus grands succès, &
je n'ai jamais ouï dire qu'il ait péri aucune
femme sur laquelle on a employé ce traitement.

On pourroit peut-être remarquer contre
mon opinion sur la cause de l'inertie de la
matrice, que toutes les femmes dont la
grossesse est très-volumineuse, sont, quelque
soit leur tempérament & leur constitution',
exposées à l'inertie de la matrice, surtout
si l'accouchement est prompt & si l'enfant
sort avec les eaux; mais ce fait même me
paroît propre à confirmer mes observations;
& si on fait attention au vide subit, au
changement rapide qui s'opere dans la circulation du sang, dans le déplacement des
viscères abdominaux; on conviendra que
cette objection est peu fondée.

Je ne finirois pas fi je voulois expofer les avantages qu'on peut rétirer, dans plufieurs cas graves & urgents, de l'application de l'eau froide ; je me borne à affurer que dans deux cas de crachements de fang fort abondants, où l'on avoit fait plufieurs faignées & employé infructueufemeut les fucs d'ortie, les incraffants, les tempérans de différentes efpèces , je parvins à arrêter en peu de temps cette hémorrhagie, en appliquant fur toute la région épigaftrique de larges & épaiffes compreffes trempées dans l'eau froide, & que l'on renouvelloit fouvent. Je fus conduit à cette méthode parceque je remarquai dans ces deux malades une chaleur acre, un ébranlement général de tout le fiftéme nerveux, & furtout un battement extraord'naire au tronc coeliaque. Ce moyen ne peut pas fans doute être confidéré comme remede fuffifant pour procurer dans tous les cas de crachement de fang une guérifon affurée ; du moins il doit être confidéré comme un acceffoire toujours utile & fouvent efficace ; en effet l'eau froide agit non seulement sur les nerfs comme un stimulant prompt & actif, capable de faire cesser une premiere impression spasmodique ; mais encore en absorbant le principe igné, la matiére de la chaleur, elle condense le sang, elle le rend muqueux & ainsi dispose davantage à la formation d'un caillot solide, capable d'obturer l'orifice des vaisseaux, & parconséquent d'arrêter l'hémorrhagie.

Je ne prétends pas, *Monsieur & cher confrere*, que mes remarques puissent ajouter à votre ouvrage ; je serai satisfait si elles peuvent mériter votre approbation, & si vous les accueillés comme un témoignage de ma parfaite considération.

Monsieur & cher Confrere

Votre très-humble &
très - obéissant Serviteur,

CHAUSSIER.

A STRASBOURG,

DE L'IMPRIMERIE DE P. J. DANNBACH.

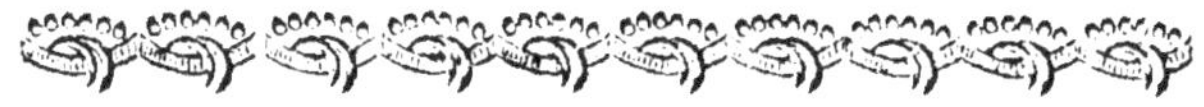

EXTRAIT DES REGISTRES

DE LA SOCIÉTÉ ROYALE DE MEDÉCINE.

LA Société Royale de Medécine ayant entendu dans
sa séance tenue au Louvre le 3 du présent mois la lecture du rapport avantageux qui lui a été fait par Mrs.
COLOMBIER, THOURET & de FOURCROY sur le mémoire de Mr. LOMBARD intitulé *précis sur l'utilité & l'a-
bus de la compression dans la cure des maladies chirurgicales*, a pensé que cet ouvrage étoit digne de son approbation & méritoit d'être imprimé sous le privilége.

En foi de quoi j'ai signé le présent,

A Paris le 12. août 1785.

Vicq.' d'AZIR,
Secrétaire perpétuel.

LA Société Royale de Medécine ayant entendu dans
la séance tenue au Louvre le 6 Décembre du présent mois
la lecture du rapport avantageux qui lui a été fait par
M. M. JEAN ROI & THOURET sur le mémoire de Mr.
LOMBARD intitulé *des propriétés de l'eau employée comme topique dans la cure des maladies chirurgicales*, a
pensé que cet ouvrage étoit digne de son approbation,
& méritoit d'être imprimé sous son privilége.

En foi de quoi j'ai signé le présent,

A Paris le 9 Décembre 1785.

Vicq. d'AZIR
Secrétaire perpétuel.

CORRECTIONS.

pag.	34. *lig.* 7.	recueillir ,	*lif.* receuiilir.
. .	68. *l.* 20.	compofoit ,	*l.* compofoient.
. .	81. *l.* 23.	quel que foit ,	*l.* quelle que foit.
. .	91. *l.* 16.	atteint ,	*l.* atteignit.
. .	109. *l.* 8.	préjudicable ,	*l.* préjudiciable.
. .	137. *l.* 14.	que ,	*l.* qui.
. .	145. *l.* 22.	exiftaffent ,	*l.* exiftent.
. .	146. *l.* 16.	oreilles ,	*l.* oreillér.
. .	147. *l.* 17.	le ,	*l.* la.
. .	150. *l.* 19.	ou ,	*l.* on.
. .	158. *l.* 19.	parelle ,	*l.* parallele.
. .	160. *l.* 2.	le vingt ,	*l.* que le vingt.
. .	177. *l.* 18.	de mers ,	*l.* des mers.
. .	189. *l.* 3.	l'à	*l.* là.
. .	232. *l.* 3.	abfq.	*l.* abfque.
. .	286. *l.* 22.	la.	*l.* l'a.
. .	290. *l.* 7.	cette l'exfoliation	*l.* cette exfoliation.
. .	331. *l.* 20.	qu'on y ,	*l.* qu'on n'y.
. .	339. *l.* 10.	fes ,	*l.* les.